任应秋医学丛书

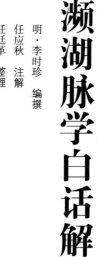

濒湖脉学白话解

明·李时珍 编撰

任应秋 注解

任廷革 整理

U0308093

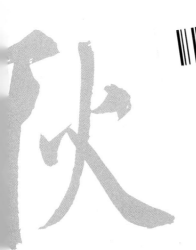

中国中医药出版社

·北京·

图书在版编目（CIP）数据

濒湖脉学白话解 /（明）李时珍编撰；任应秋注解；任廷革整理 .
—北京：中国中医药出版社，2019.5

（任应秋医学丛书）

ISBN 978 – 7 – 5132 – 5475 – 5

Ⅰ.①濒…　Ⅱ.①李…　②任…　③任…　Ⅲ.①脉学—中国—
明代　②《濒湖脉学》—译文　Ⅳ.① R241.1

中国版本图书馆 CIP 数据核字（2019）第 025476 号

中国中医药出版社出版

北京经济技术开发区科创十三街 31 号院二区 8 号楼
邮政编码　100176
传真　010-64405750
赵县文教彩印厂印刷
各地新华书店经销

开本 850×1168　1/32　印张 4.75　字数 78 千字
2019 年 5 月第 1 版　2019 年 5 月第 1 次印刷
书号　ISBN 978 – 7 – 5132 – 5475 – 5

定价　29.00 元
网址　www.cptcm.com

社 长 热 线　010-64405720
购 书 热 线　010-89535836
维 权 打 假　010-64405753

微信服务号　zgzyycbs
微商城网址　https://kdt.im/LIdUGr
官 方 微 博　http://e.weibo.com/cptcm
天猫旗舰店网址　https://zgzyycbs.tmall.com

如有印装质量问题请与本社出版部联系（010-64405510）
版权专有　侵权必究

《濒湖脉学》为明代李时珍所编撰，其采撷各家论脉的精华归纳成27种脉象。书中不仅扼要地论述各种不同的脉象、相类脉的鉴别、脉象与病症的关系等，而且采用了歌诀体裁（七言诀），便于诵记，是学习中医脉学的一本好书，历来为广大医家所推崇。但是，由于书中的古词、术语较多，对于现代读者，特别是初学中医的人来说，有些内容是比较难以理解的。为此，任应秋先生在原书的基础上加以语译，除了阐明原意外，并结合个人体会附以必要的说明和注解，便于习读。书后原附录的是南宋崔嘉彦所著的《四言举要》，李言闻（李时珍的父亲）对其有所删补。任应秋看其颇具脉学概要之说，将其置于书首，名"四言诀"；除了对其进行解释之外，还将其分类划段，以彰显原作者的思路。由此，于1961年完成了这本《濒湖脉学白话解》的小册子，是年9月出了第1版，于1979年3月又出了第2版。本次整理，未进行大的修改，仅纠正了个别错字。本书适合广大中医院校师生及中医爱好者阅读参考。

  任应秋（1914—1984）是著名的中医学家和中医教育家，一生论著等身，其学术研究涉及医史、文献、方药、医古文、中医基础理论、中医各家学说等诸多领域，特别是在《黄帝内经》《伤寒论》《金匮要略》等经典著作的研究方面，不论是研究方法，还是研究成果，对业界的影响都是历史性的。2015年1月，《任应秋医学全集》在中国中医药出版社出版，2017年此书获得第四届中国出版政府奖。《任应秋医学全集》全面展示了任应秋先生的学术思想、治学的方法和成果，但因价格较高、部头较大，普通读者不易购买阅读，为了弘扬优秀的中医文化，传承中医，满足广大普通读者的需求，现将任应秋先生的著作重新进行整理分类，陆续出版单行本。单行本之前均加了简单的整理说明，内容基本保持原貌，总名为《任应秋医学丛书》。

整理者

2019年1月

　　一、任应秋先生以人民卫生出版社1956年影印的《濒湖脉学》为蓝本进行语译，此版本是根据明万历三十一年癸卯（1603）夏良心、张鼎思江西课本影印，以清光绪五年己卯（1879）扫叶山房刻本为校本，并参以《脉诀》《脉经》《素问》《巢氏病源》《脉诀刊误集解》等其他相关文献校勘。

　　二、任应秋先生在编著时融入自己的观点，在个别词句上有所修改，但都加以说明，因此仍保持了文献的原貌。

　　三、此次整理采用"文""解"并排的方式，以小字加括号处理，以便阅读。为了与每脉前"脚注"（文献出处）的小字相区别，"白话解"的小字跟在当句标点之前，只与当句有关；而"出处"的小字跟在标点之后，以贯之前的内容。

　　四、"蓝本"的顺序编排，是《七言诀》在前，《四言诀》在后，任应秋先生将其顺序颠倒，明显是将《四言诀》作为概论，《七言诀》作为各论来处理的，此次整理仍保留这一调整。

五、文中涉及文献简介

《脉经》：王叔和著。

《素问》：撰人不详。

《脉诀》：崔嘉彦著。

《脉诀刊误集解》：戴起宗著，文中简称为"刊误"。

崔氏：崔嘉彦，著有《脉诀》《四言举要》等。

黎氏：黎民寿，著有《决脉精要》。

通真子：刘元宾，著有《补注王叔和脉诀》《脉要秘括》等。

朱氏：朱震亨，著有《脉诀指掌病式图说》等，文中时称"丹溪"。

戴氏：戴起宗，著有《脉诀刊误集解》等。

仲景：张仲景，著有《伤寒论》《金匮要略方论》等。

张太素：著有《太素张神仙脉诀玄微纲领宗统》《太素脉秘诀》等。

杨玄操：著有《难经注》《黄帝明堂经注》，文中时简称"杨氏"。

滑伯仁：著有《十四经发挥》《难经本义》等。

巢氏：巢元方，著有《诸病源候论》等。

柳氏：柳樊邱，著有《痘疹神应心书全集》等。

吴氏：吴正伦，著有《脉症治方》等。

目录

四言诀

七言诀

四言诀

——

宋·崔嘉彦 撰

明·李言闻 删补

任应秋 语译

一、经脉与脉气

脉乃血脉（"血脉"原作"血派"，坊刻本作"血脉"，现从坊刻本改为"血脉"），**气血之先；血之隧道**（"隧"音"岁"。凿通山石或在地下挖沟所成的通路，叫"隧道"），**气息应焉；其象法地**（"法"这里作"效法"解），**血之府也**（"府"这里作"藏"解，即容纳的意思）；**心之合也，皮之部也**（"部"这里作"分布"解）。

此段讲"经脉"的生理。

经脉，即脉管，又叫作血脉，是人体内运载血液环流自成系统的器官，全身的气血运行，必须通过经脉的先导作用才能完成。凡经脉所在的地方，就是气血所到的地方，所以经脉不仅是血液流行的隧道，而且是与气息（即呼吸时所出入的气，一呼一吸，叫作一息）息息相关的。经脉在人体内合理地分布着，与地面存在的大小河流很相似。在内直接和心脏配合，在外遍布于皮肤、肌肉之间，使全身血液都得到容纳，从而形成了整个的血液循环。

资始于肾（"资"这里作"取得""获得"解），资生于胃；阳中之阴，本乎营卫；营者阴血，卫者阳气；营行脉中，卫行脉外。

此段讲"脉气"的生成。

脉搏之所以能够搏动不休，主要是由于"脉气"的存在。脉气可以理解为经脉本身的一种机能，这种机能不仅要获得先天之"肾气"和后天"胃气"的不断供给而存在，还要与营气、卫气互相结合起来，才是脉气搏动的根本。从脉气的性质来讲，它是属于"阳中之阴气"，因"气"本来属阳，但"脉"属阴，于是脉气存在于经脉里面，便绝不是单纯的"阳气"，而有一部分"阴气"在其中了。营气与卫气均产生于脾胃，营气具有化生阴血营养全身的作用，卫气具有保卫体表的功能。营气是存在于血液里的，所以它和阴血一块在经脉里运行；卫气是阳气的一种，所以它便循行于经脉的外边。这样内、外、阴、阳相互作用，就维持了脉气的正常活动。

脉不自行，随气而至；气动脉应，阴阳之义；气如橐籥（"橐籥"音"陀月"，即风箱），血如波澜；血脉气息，上下循环。

此段讲"胃气"和"宗气"引导血行，经脉随气运动的道理。

经脉本身不能自己单独地运动，一定要随着胃气和宗气的运动才能运动。胃气，是脏腑气之一，而且是脏腑之气的根本；宗气，是由吸入的阳气和水谷精微之气混合而成，具有推动呼吸和气血循环的作用。经脉随着胃气、宗气运动的原理，可以概括为"阴脉""阳气"相互作用的结果。"脉"属阴，"气"为阳，阴脉、阳气配合起来，便发生无休止的循环运动。阳气的运行，有似风箱的鼓动作用，经脉中血液受到阳气即胃气和宗气的鼓动，便会掀起波澜，上下来去、往复无穷地循环着。

十二经中，皆有动脉；惟手太阴，寸口取决；此经属肺，上系吭嗌（"吭嗌"音"航益"，即喉咙）；脉之大会，息之出入；一呼一吸，四至为息；日夜一万，三千五百；一呼一吸，脉行六寸；日夜八百，十丈为准。

此段讲"寸口"诊脉的意义，及呼吸和血行的关系。

全身十二经脉（正经），每一经脉都有可以切诊脉动的地方，为什么一般都单独在手太阴肺经脉所在的"寸口"部位诊脉呢？手太阴经是肺脏所属的经脉，它上系喉咙下连于肺，适当呼吸气之要道。全身的营气、卫气，以及吸入的天阳之气，都在肺脏会合，因此，肺经脉所过的寸口部位，便能反映各经脏气的盛衰变化。其所以叫作寸口的原因，主要是这个部位全长一寸九分，"口"是出入往来的意思，因而便把这个部位叫作寸口。正常人的一呼一吸，叫作一息，古人计算人在一天一夜里共呼吸一万三千五百息。血液在经脉中的流行，一呼一吸大约前进六寸，在一天一夜里共流行约八百一十丈。对呼吸循环的这一计算结果，与现在的统计颇有出入，现认为正常人一昼夜的呼吸数为二万四千至二万六千息。不过，一息脉来四至，基本上还是正确的。

文中涉及的尺寸，基本都是采用的同身寸丈量法。同身寸即以本人身体某一部分的长度，作为测量本人体表某部的长短的标准。例如：以中指中节两侧横纹头之间的距离定为一寸，用以测量本人手、足、背、腹各部的长短宽窄，便叫作中指同身寸法。

二、部位与诊法

初持脉时，令仰其掌；掌后高骨，是谓关上；关前为阳，关后为阴；阳寸阴尺，先后推寻；寸口无脉，求之臂外；是谓反关，本不足怪。（从"寸口无脉"句至末句，原无，今据第十部分"真脏脉绝"首四句的意思改编增入）

此段讲"寸""关""尺"三部的区分。

开始诊察脉搏的时候，让患者伸出手臂，掌心向上，很自然地平摆着，首先看准掌后高骨隆起的地方，这就是关脉所在的部位。关部的前方为寸部，属阳；关部的后方为尺部，属阴。医生覆手取脉，先把中指头准确地按在关部，前后两指尖自然地落在寸部和尺部上，这时便可以进行仔细的切按了。有少数人在寸口部摸不着脉的搏动，却在手臂外侧，即寸口的上方可以摸到脉的搏动，这叫作反关脉，有的一只手反关，有的双手反关，一般属于生理现象，用不着怪异。

　　心肝居左，肺脾居右；肾与命门，居两尺部（"居两尺部"句后，原有"魂魄谷神，皆见寸口；左主司官，右主司府；左大顺男，右大顺女；本命扶命，男左女右；关前一分，人命之主"等十句，涉及迷信，因删）；左为人迎，右为气口；神门决断，两在关后；人无二脉，病死不愈；左大顺男，右大顺女；（此两句从删除的十句中提出，并插入置放于此）男女脉同，惟尺则异；阳弱阴盛，反此病至。

　　此段讲"三部"分主脏腑以及男女脉象的差异。

　　脏腑气机的变化，都可以在寸口反映出来，并各有其一定的部位。如：左手寸部属心，关部属肝（包括胆），尺部属肾（包括小肠、膀胱）；右手寸部属肺，关部属脾（包括胃），尺部属命门（包括大肠）。这是左右两手六部分主脏腑的一般说法。

　　还有另一种说法，左手寸部叫"人迎"，凡属外感表证都在这里诊察；右手寸部叫"气口"，凡属内伤里证都在这里诊察。这种说法来源于王叔和著的《脉经》，后世医家因得不到临床验证，多不表示同意，因此这里只存作参考。

　　此外，在《内经》里，称结喉两旁的动脉为"人迎"，左右手三部脉都叫"气口"，这是古人从全身诊脉的方法之一。《脉经》还把两手"尺部"叫作"神门"，专在这里诊察肾阴、肾阳的变化。肾阴肾阳强，主身体健壮；肾阴肾阳弱，主身体虚衰。如果两手尺部的脉都没有了，说明肾阴肾阳十分衰竭，是病情严重的标示。

至于男女异性，阴阳各有盛衰，反映在左右两手的脉搏亦略有差别。左为阳，右为阴，男子阳气偏盛，当以左手脉稍大为顺，女子阴血偏盛，当以右手脉稍大为好。再把寸部和尺部相互比较，寸为阳，尺为阴，男子阳气偏盛，当以寸脉盛尺脉弱为宜，女子阴血偏盛，当以尺脉盛寸脉弱为宜。如果两者相反，便说明是有病变了。

脉有七诊，曰浮中沉；上下左右，消息求寻（这里的"消息"，作"体察"解释）；**又有九候，举按轻重；三部浮沉，各候五动。**

此段讲"七诊"与"九候"两种诊脉方法。

所谓七诊，即诊法中浮、中、沉、上、下、左、右等七种诊脉的手法。浮取，能观察有无外感表证；中取，能观察脾胃机能的变化；沉取，能观察有无内伤里证。"上"指寸部，"下"指尺部，"左"即左手，"右"即右手，诊脉时既要上下相互比较，也要左右相互对照。运用"七诊"手法来体察病情、寻找病因，这样对疾病的观察和分析就比较全面了。

所谓九候，即诊脉时在寸、关、尺三部，每部都必须经过轻手浮取、稍重中取、重按沉取三种手法，每一种手法都必须候到脉搏五次以上。这样，一只手分作寸、关、尺三部，每一部又分作浮、中、沉三候，三三得九，这就叫作九候。"候"，是仔细观察的意思。

寸候胸上，关候膈下；尺候于脐，下至跟踝（"踝"音"跨"，现一般读作"怀"，足跟前两侧隆起的圆骨）；左脉候左，右脉候右；病随所在，不病者否。

此段讲从"寸口"观察全身病变的意义。

在寸口观察全身病变的方法是：凡属胸膈以上至头顶的疾病，都可以在寸部观察；凡属胸膈以下至脐以上的疾病，都可以在关部观察；凡属脐以下至于足跟的疾病，都可以在尺部观察；左半身的病变还可从左手三部观察；右半身的病变还可从右手三部观察。所以能够上以候上、中以候中、下以候下、左以候左、右以候右，就是因为"病随所在"的缘故。也就是说，身体某一部分有了病变，脉搏便相应地在寸口的某一部位上反映出来；某一部分没有病变，相应地寸口的某一部位的脉搏也就正常，并不发生什么变化。例如：左胁疼痛，左关脉便现弦或紧，这就是"病随所在"；右胁正常，右关脉也就没有不正常的变化，这就是"不病者否"，"否"即"不"的意思。

三、五脏平脉

浮为心肺，沉为肾肝；脾胃中州（这里的"州"作"区域"解释，"中州"即"中部"的意思），浮沉之间；心脉之浮，浮大而散；肺脉之浮，浮涩而短；肝脉之沉，沉而长弦；肾脉之沉，沉实而濡（应读作"软"，义同）；脾胃属土，脉宜和缓；命为相火（"命"指"命门"，"相火"即"元阳"），两尺同断（"两尺"原作"左寸"，根据文意改）。

此段讲五脏正常脉象的表现。

五脏的正常脉象，都可以通过浮、中、沉三候来观察。浮部可以观察心和肺；沉部可以观察肾和肝；浮与沉之间，也就是中部，可以观察脾和胃。但这都是从大体上来说的，仔细分析还各有所不同。心脉的浮，浮中略显大而散，就是指尖稍微着力，便觉得脉体粗大，再稍着力，便觉得脉体阔大软散；肺脉的浮，浮中略显涩而短，就是指头稍微着力，便觉得脉的搏动带有滞涩的感觉，再稍着力，更显得脉有一种短促的感觉；肝脉在沉中出现，不仅脉形显得较长，还具有张力较大的弦象；肾脉也在沉中出现，但有壮实兼软滑的感觉。至于脾和胃的脉象，总以不快不慢，和缓为上。在上文"部位与诊法"的第二段曾说"肾与命门，居两尺部"，即左尺部候肾，右尺部候命门；但后世医家的经验认为，命门部位本在两肾的中间，大体上虽然分了左右，实际命门中元阳的盛衰变化，在左右两尺部都可以判断出来。

春弦夏洪，秋毛冬石（"毛"这里作"浮而轻虚"解；"石"这里作"沉而有力"解）；**四季和缓，是谓平脉；太过实强，病生于外；不及虚微，病生于内；春得秋脉，死在金日，五脏准此，推之不失；四时百病，胃气为本；脉贵有神，不可不审。**

此段讲四时"平脉"。

一年四季的气候变化，对于人体是有一定影响的，人体的生理机能为了适应它，必然要随时进行调节，以此来维持身体健康，这种调节作用，在脉搏上同样有所反映。春季阳气渐次上升，脉搏相应的张力较强而见"弦"；夏季气候炎热，脉搏相应的来去充沛而见"洪"；秋季阳气逐渐衰退，脉搏相应的轻虚浮软而见"毛"；冬季气候严寒，脉搏相应的沉潜有力而见"石"。在一年四季里，无论见到弦脉、洪脉、毛脉、石脉，只要都带有一种和缓的脉气，这是脉象的正常反应，脉象正常说明身体健康。相反，在洪、弦、毛、石不同的脉搏中，都出现了太过而强实的情况，一般是外感邪气有余的病变；如果在弦、洪、毛、石中出现了虚弱细微的脉气，大多是内伤，多属正气不足的病变。总之，无论是诊察四时脉也好，或其他疾病的脉搏也好，最根本的就是要诊察脉搏中是否有胃气的存在，脉中有胃气，就是脉来有神，所谓有神，就是脉来和缓。例如：脉虽微弱，却是搏动均匀和缓，这就叫作有神、有胃气，这说明身体的正气还存在，病变虽重，仍易治疗。如脉来无神、无胃气，说明正气已极度衰竭，应当加以注意，不可稍有疏忽。

四、辨脉提纲

调停自气，呼吸定息；四至五至，平和之则；三至为迟，迟则为冷；六至为数（"数"音"朔"，即"快"之意），数即热证；转迟转冷，转数转热；迟数既明，浮沉当别；浮沉迟数，辨内外因；外因于天，内因于人；天有阴阳，风雨晦明（"晦明"原作"晦冥"，今据《左传》"天有六气，曰阴阳风雨晦明也，过则为灾"，改作"晦明"。"晦"是黑夜，"明"是白天）；人喜怒忧，思悲恐惊；外因之浮，则为表证；沉里迟阴，数则阳盛；内因之浮，虚风所为；沉气迟冷，数热何疑；浮数表热，沉数里热；浮迟表虚，沉迟冷结；表里阴阳，风气冷热；辨内外因，脉症参别；脉理浩繁，总括于四；既得提纲，引申触类。

此段讲"浮""沉""迟""数"为脉的四纲。

在未曾诊察脉搏之先，医生首应把自己的呼吸调整好，在气息十分稳定的时候，才进行诊脉。

在一呼一吸之间，脉来跳动四或五至，这就是正常脉搏的一般标准。如果一呼一吸脉搏仅跳动三次，便为迟脉，便属有寒的病变；相反，一呼一吸脉搏竟跳动到六次，便为数脉，便属有热的病变。假使一呼一吸脉搏动仅有一二次，越是转变为迟，说明寒邪病变越加严重；一呼一吸脉搏动到七八次以上，越是转变为数，说明热邪病变越是厉害了。

既分清了迟、数两脉，还得分辨浮、沉两脉的特点。只有完全掌握了浮、沉、迟、数这四种主要脉象，从而分析内因或外因的病变才更全面。外因，主要是指阴、阳（这里指四时寒暑）、风、雨、晦、明等自然界的变化，但是这个说法已经成为历史，中医学习惯所称的外因六淫，是指风、寒、暑、湿、燥、火。内因，主要是指人体本身的情志变化，如喜、怒、忧、思、悲、恐、惊等，习惯称为七情，其实这也还是由于外界的刺激而发生的。无论内因或外因的病变，都可以出现浮、沉、迟、数几种不同的脉象。

外因见浮脉，多属于风寒表证；外因见沉脉，多为感冒初期，寒邪深入，紧束于里，一时不能发越的缘故；外因见迟脉，多为脏气不充，邪气留连不解的阴证；外因见数脉，多为风热伤经，邪气在表的阳证。

内因见脉浮，多为精气不足，虚风内动；内因见脉沉，多为气陷、气郁，有所积滞；内因见脉迟，多为元气大虚，阴寒冷积；内因见脉数，多为邪火炽盛，阳热燔灼。

但是，临床上所见到的脉象，往往都不是单一地出现，而是兼见的。例如：同样的数脉，有浮数与沉数的区分，浮数是热邪在表，沉数是热邪在里；同样的迟脉，有浮迟与沉迟的不同，浮迟是虚寒在表，沉迟是冷结在里。

总之，对脉象要仔细诊察，结合症状的表现，互相参证，加以分析，便知道这个病证在表在里、属阴属阳、为风为气、或冷或热、是内伤还是外感等等，都可以了解了。于此可见脉学的道理，讲起来好像很繁杂，但归纳起来，可以把浮、沉、迟、数四种脉象概括为一个提纲，只要有了这个纲，就能引申而触类旁通了。

五、诸脉形态

浮脉法天，轻手可得；泛泛在上，如水漂木；有力洪大，来盛去悠（"悠"音"优"，这里作"持久"解）；无力虚大，迟而且柔；虚甚则散，涣漫不收；有边无中，其名曰芤（"芤"音"抠"，脉象的一种）；芤而急弦，革脉使然；（"芤而急弦，革脉使然"句原无，今据坊刻本加）浮小而濡（"濡"应读作"软"，义同），绵浮水面；濡甚则微（"濡"应读作"软"，义同），不任寻按。

此段讲浮脉的体状，进而分析与"洪""虚""散""芤""革""濡""微"等七种脉象的区别。

浮脉的形象，有似空间的"天阳之气"，轻清上浮，只要手指头轻微地着到皮肤，便可以感觉到脉的搏动，好像在水面漂浮着的木料一样浮泛在上。在浮脉里可以见到七种不同的脉象：若浮而有力，脉体还显得粗大，一来一去地搏动既极其充盛而又持久的，这是洪脉；若浮而无力，脉体虽大，却是极柔软，搏动又较迟缓的，这是虚脉；若比虚脉还显得涣漫不清楚，稍加重按就摸不着了，这是散脉；若浮而中空，外边有，中间无，这是芤脉；比芤脉更加弦急的，这是革脉；若浮而细软无力，好像绵絮漂浮水面一样，这是软脉；若比软脉还要软而细小，稍用力按，脉搏就似有似无没法寻按了，这是微脉。

沉脉法地，近于筋骨；深深在下，沉极为伏；有力为牢，实大弦长；牢甚则实，幅幅而强（"幅幅"音"逼逼"，原作郁结，这里作"坚实"的形容词）**；无力为弱，柔小如绵；弱甚则细，如蛛丝然。**

此段讲沉脉的体状，进而分析与"伏""牢""实""弱""细"五种脉象的区别。

沉脉的体象，好比重浊的地阴之气，总是不断下沉，必须手指用力重按，直按到筋骨上才可能摸着它。

在沉脉里可以见到五种不同的脉象：一是，比沉脉还要深沉的脉象，必须用手指使劲推动筋肉，才能感觉到脉搏在深处隐隐约约的跳动，这叫伏脉；二是，沉而有力，来势充实，脉体阔大，还兼有长而且弦的形状的，这叫牢脉；三是，比牢脉还坚实，搏动极其强而有力，这叫实脉；四是，沉而无力，既软弱如绵又极细小的，这叫弱脉；五是，比弱脉还要小，只像蜘蛛丝那么一点的，这叫细脉。

迟脉属阴，一息三至；小快于迟，缓才及四（"才"原作"不"，据脉理改）；二损一败，病不可治；两息夺精，脉已无气；（"脉已无气"句后，原有"浮大虚散，或见芤革；浮小濡微，沉小细弱"四句，因与本段二、四相重，故删）迟细为涩，往来极难；似止非止，短散两兼；（"似止非止，短散两兼"，原作"易散一止，止而复还"，因涩脉一般不会歇止，只是稍微迟滞一下就过去了，这和"止而复还"的结脉不同。不过，涩脉却有兼有短象或散象的时候。今据《脉经》"往来难，短且散"的原文改）结则来缓，止而复来；代则来缓，止不能回。

此段讲"迟脉"的体状，进而分析与"缓""涩""结""代"四脉以及"损脉""败脉""夺精脉"的区别。

迟脉是阳虚阴盛的脉象，一呼一吸只有三至。

需要和迟脉区别的，首先是缓脉。缓脉的搏动要比迟脉稍快，一呼一吸刚四至，而且它的搏动亦均匀和缓。

如果一呼一吸脉仅搏动两次，这叫损脉；一呼一吸脉仅搏动一次的，这叫败脉；更有在两息的时间内仅搏动一次的，这叫夺精脉。凡是出现以上三种脉象的，都说明精气衰竭，病势已经发展到了极其严重的阶段。

　　至于脉来迟细，搏动又艰涩困难，甚至很有些像短脉、散脉和歇止脉，但它并不歇止，只是在短暂的时刻内稍微迟滞一下就过去了，这叫作涩脉。

　　有两种歇止的脉应予区分：一种是脉来迟缓，时或有一次歇止，歇止的间隔是不规则的，歇止后马上再搏动，这叫结脉；另一种也是脉来迟缓，但它是很均匀地歇止，并经过较长的歇止时间才开始再搏动，这叫代脉。所谓"止不能回"，就是说脉搏歇止时间较长，来时也只是照常搏动，没有自行补偿的频速功能，并不是说歇止后永远不回复了——参看"七言诀"中对"代脉"的解释。

　　数脉属阳，六至一息；七疾八极，九至为脱；（"九至为脱"句后，原有"浮大者洪，沉大牢实"两句，因与本部分一、二相重，故删）**往来流利，是谓之滑；有力为紧，弹如转索；数见寸口，有止为促；数见关中，动脉可候；厥厥动摇，状如小豆。**

　　此段讲"数脉"的体状，进而分析与"滑""紧""促""动"四脉以及"疾脉""极脉""脱脉"的区别。

　　数脉是阴虚阳盛的脉象，一呼一吸脉来六至。如果到了七至，叫作疾脉，八至叫作极脉，九至叫作脱脉。这些都是阴精虚损、阳热亢极病变的反映，到了九至以上，是阳气已绝的象征，所以称为"脱"。

至于脉搏往来流利的，叫作滑脉；脉末左右弹动有如绳索转绞似的，叫作紧脉；数而时或歇止，特别多见于寸部的，叫作促脉；数而坚紧，搏击有力，指下有豆粒般大一点陇然高起而摇动不休的感觉，又常见于关部的，叫作动脉。

长则气治（"治"指"乱"的反面，这里作"正常"解），过于本位；长而端直，弦脉应指；短则气病，不能满部；不见于关，惟尺寸候。

此段讲"长""短""弦"三脉的区别。

长脉是超越寸或尺的本位而有余的脉象。只要是脉长中带有柔和之象并不弦急的，便是正气充沛的反映；如果脉长而具有挺直的体象，弛张力亦较大的，这叫作弦脉；相反，脉不长而短，无论在寸部或尺部都表现为不满足而短缩的，这便属于气血虚损的短脉了。

六、诸脉主病

　　一脉一形，各有主病；数脉相兼，则见诸症；浮脉主表，里必不足；有力风热，无力血弱；浮迟风虚，浮数风热；浮紧风寒，浮缓风湿；浮虚伤暑，浮芤失血；浮洪虚火，浮微劳极（"劳"即"虚劳"，又称"虚损"，有心劳、肝劳、脾劳、肺劳、肾劳，称为"五劳"。"极"这里指筋极、骨极、血极、肉极、精极、气极等"六极"而言，是六极为严重的虚损病）；浮濡阴虚（"濡"应读作"软"，义同），浮散虚剧；浮弦痰饮，浮滑痰热。

　　此段讲不同"浮脉"的主病。

　　每一种脉象，都有不同的体态，主要是由于不同的病变机制所致。临床上一脉独见的情况较少，往往是几种脉象互相兼见于各种复杂的病证中。例如浮脉主要出现于外感表证，但也可见于里虚不足的证候；外感表证多见浮而有力，里虚血弱多见浮而无力。脉浮而迟的，多见于气虚伤风；脉浮而数的，多见于外伤风热；风寒表邪滞于经脉，多见脉浮而紧；风湿邪气留于肌肉，多见脉浮而缓；暑伤元气，脉来浮虚；大失血后，脉来浮芤；阴虚火旺，常见浮洪脉；虚损劳极，常见浮微脉；阴精虚损的，脉见浮软；气血极虚的，脉见浮散；若痰饮内盛，脉见浮而弦；痰热壅滞，脉见浮而滑。

沉脉主里，主寒主积；有力痰食，无力气郁；沉迟虚寒，沉数热伏；沉紧冷痛，沉缓水畜（"畜"与"蓄"同）；沉牢痼冷（"痼"音"固"，是指积久不易治好的病），沉实热极；沉弱阴虚，沉细痹湿；沉弦饮痛（"饮"即"痰饮"或"水饮"的简称，是因风寒湿热诸邪，以及情志或饮食的郁滞，酿成稀黏的浊液，积于体内为病，其清稀者为饮，稠浊者为痰，或吐咯上出，或凝滞胸膈，或滞于经络而发生种种病变），沉滑宿食；沉伏吐利，阴毒聚积（"阴毒"是病名，因寒邪深入骨髓，以致气血不能流行凝滞经络而成，其主要症状为肤色青紫、周身剧烈疼痛，咽喉痛继则红肿腐烂）。

此段讲不同"沉脉"所主之病。

沉脉的出现最常见的有三种情况：一是内伤里证，凡属脏腑中的病变而无外感的，都属于里证的范围；二是阴寒邪气所致之证；三是各种积聚，固定地停聚在某一部位的，叫作"积"，发作有时、展转移痛的，叫作"聚"（参看下文"杂病脉象"第十四条）。

诊察沉脉，首先要从脉的搏动有力和无力来分辨：沉而有力，多为痰饮和伤食的病变；沉而无力，一般由气机郁滞所致。脉来沉迟，多是虚寒为病；脉来沉数，常为热邪内伏。脉沉而兼紧，以寒凝冷痛的为多；脉沉而兼缓，以水气（即寒水邪气）蓄积的为多。如久患冷病，沉脉之中多兼牢象；如里热盛极，沉脉之中多兼实象。阴精虚损的，脉来沉弱；湿邪痹着（湿邪停滞不行）的，脉来沉细。沉弦脉，每见于痰饮为病的痛症；沉滑脉，每见于宿食为病的积症。假如脉来沉伏，多见于阴毒和聚积不消发为剧烈吐泻的时候。

解释一下文中涉及的"痹"。痹，又为病名之一，主要是由风、寒、湿三种病邪痹着而成。关节间有游走性疼痛，多汗的为风痹；关节呈固定性疼痛的为寒痹；肢节发沉，甚或麻木不仁的为"湿痹"，这里所谓痹湿，也就是湿痹病。

迟脉主脏，阳气伏潜；有力为痛，无力虚寒；数脉主腑，主吐主狂；有力为热，无力为疮。

此段讲"迟""数"两脉所主之病。

五脏的虚寒病变，反映在脉搏方面多为迟脉，尤其是阳气潜伏在里，不能通达于外的时候，脉的搏动显著变迟。

如果是寒凝腹痛，脉来迟而有力；如果是由于阳气不足而引起的虚寒证，脉来便迟而无力了。

六腑的邪热病变，反映在脉搏方面，多为数脉，诸如胃热上逆的呕吐、热伤神志的发狂等症，其脉搏往往都现数象。如果实热炽盛，脉来数而有力；一般疮疡，初起多为血分有热，但在溃脓以后营血大伤，只是余热未除，脉来便数而无力了。

滑脉主痰，或伤于食；下为畜血（"畜"与"蓄"同），**上为吐逆；涩脉少血，或中寒湿；反胃结肠**（"反胃"即饮食物吞下后又吐出来，除有热而外，血虚的也可见此症。"结肠"又叫"肠结"，即肠中津液缺乏，大便秘结），**自汗厥逆**（"厥逆"是阳气不能达于四肢，以致四肢不温的病症）。

此段讲"滑""涩"两脉所主之病。

滑脉是邪气内盛的脉象。如痰饮停留、伤食气滞、瘀血蓄积、呕逆气滞等，都可见到滑利的脉象。痰饮多见浮滑，伤食多见沉滑，蓄血的滑脉多见于关部，吐逆的滑脉多见于寸部。

涩脉是精亏血少的脉象。凡是寒湿入于血中，或阴虚液涸的反胃、便秘，以及出汗过多而伤津、营卫虚损而厥逆等病变，都可以见到来去艰难极不流利的涩脉。

弦脉主饮，病属胆肝；弦数多热，弦迟多寒；浮弦支饮（"支饮"是痰饮病的一种，其症状为咳喘气短、胸部痞满，伴有轻度水肿、皮肤发黑等），沉弦悬痛（"悬痛"，这里是"悬饮胸痛"的简略，"悬饮"因胸胁部有水饮潴留，症见咳嗽、胸胁痛、时或呕吐等）；阳弦头痛，阴弦腹痛。

此段讲各种"弦脉"的主病。

弦脉为水饮病多见的脉象，尤多见于胆和肝的病证中。脉弦而数，多为热盛；脉弦而迟，多为寒盛。在浮部见弦，多属支饮为病；在沉部见弦，多属悬饮胸胁痛。头痛因病在上，故寸脉多见弦，又称为阳弦；腹痛因病在下，故尺脉多见弦，又称为阴弦。这就是分辨弦脉之大概。

紧脉主寒，又主诸痛；浮紧表寒，沉紧里痛。

此段讲"紧脉"的主病。

紧脉的出现，主要为寒邪盛和各种痛症的反映。脉浮而紧，说明寒邪在表；脉沉而紧，说明是里虚寒痛。

长脉气平，短脉气病；细则气少，大则病进；浮长风痫（"痫"原作"痫"，现已统一改作"痫"，下同。"风痫"，为痫病之一，多因风痰而起，常突然发作而昏倒，伴有抽搐、目上视，时发时止是其特点），沉短宿食；血虚脉虚，气实脉实；洪脉为热，其阴则虚；细脉为湿，其血则虚。

此段讲"长""短""细""洪""虚""实"六脉的主病。

长脉是正气充沛之象，属正常现象，是身体健康的表现。

短脉多属气虚的病变，若脉来见大，表示病在进展。如果脉在浮部见长，并有紧张感的，常见于风痫病；脉在沉部见短，则为宿食不消。

凡气血虚少，或湿邪滞于经络的，脉来多细；凡热盛阴伤，脉多见洪大。

总之，血气虚的，每见虚脉；邪气实的，常见实脉。

临床所见，一般如此。

缓大者风，缓细者湿；缓涩血少，缓滑内热；濡小阴虚（"濡"应读作"软"，义同），弱小阳竭；阳竭恶寒，阴虚发热；阳微恶寒，阴微发热；男微虚损，女微泻血；阳动汗出，阴动发热；为痛与惊，崩中失血（"崩中"即"崩漏"，妇女下部大量出血的叫"崩"，少量出血但缠绵不止的叫"漏"）；虚寒相搏，其名为革；男子失精，女子失血。

此段讲"缓""软""弱""微""动""革"六脉不同的主病。

脉来和缓，是有胃气的正常脉象。如脉缓而偏大，则多见于风热病证；脉缓而偏细，则多见于寒湿病证。脉缓而兼涩，常为营血虚少的脉象；脉缓而兼滑，常为内热炽盛的脉象。

同是细小脉，还有"软"与"弱"的区分：脉软而细小，是阴血虚损；脉弱而细小，为阳气衰竭。阳衰，气不充于身，最易出现恶寒症状；阴虚，不能和阳，常见发热症状。

气血两虚的容易见到微脉，但亦有种种分别：寸部属阳，如寸脉微，这是阳虚，阳虚的便恶寒；尺部属阴，如尺脉微，这是阴虚，阴虚的便发热；男子脉来微细，多见于虚弱劳损的病变；女子脉来微细，总是在崩漏下血的时候。

假使阳气郁结于血分得不到发泄时，就会出现种种动脉：汗出不止的，寸部见动脉，这称为阳动；发热不止的，尺部见动脉，这称为阴动；他如疼痛、惊悸、血崩、便血等，两手关部多见动脉；惊悸，即因受惊，心跳加速，惕动不安的病变。

本来就是个虚寒的体质，同时又阴邪内动，便会出现革脉，如在男子的严重精亏，女子的崩漏失血阶段，都可以见到这种由于气血虚损而又受到寒邪侵袭（即"虚寒相搏"之意）而致的革脉。

阳盛则促，肺痈阳毒；阴盛则结，疝瘕积郁；代则气衰，或泄脓血；伤寒心悸，女胎三月。

此段讲"促""结""代"三脉的主病。

凡阳热盛极而伤阴时，多见到促脉。如患肺痈（主症为潮热、咳喘、吐黏臭脓痰、胸痛等）、阳毒（主症状为紫斑、咽痛，甚至吐血）时常见促脉。

凡阴邪盛极，或者到了固结的时期，便能见到结脉，常见于疝（即疝气痛，多为睾丸连少腹急痛，有的阴囊胀大）、瘕（腹中积块，时聚时散）、积（即积聚）、郁（郁积，有气郁、血郁、痰郁、食郁等）症。

如果元气衰竭，到了不能持续的时候，便会出现代脉：如见于久泄脓血之元气大伤证；或久病伤寒、阳虚心悸（心跳悸动不安）也能见代脉；妊娠三月，恶心呕吐很厉害，以致气机阻滞，脉气难于接续的时候，也可以见到代脉。

七、杂病脉象

　　脉之主病，有宜不宜；阴阳顺逆，凶吉可推；中风浮缓（"中"音"众"，是感受、伤害的意思），急实则忌；浮滑中痰，沉迟中气；尸厥沉滑，卒不知人（"卒"意同"猝"，音"促"，是突然的意思）；入脏身冷，入腑身温。

　　此段讲"卒中"的脉症。

　　脉象既是病变的反映之一，因此不同的脉象，就会出现于不同的病证中。病有阴证、阳证的区分，脉亦有阴脉和阳脉的不同。阴证见阴脉，阳证见阳脉，这是相宜的，为顺。反之，阴证见阳脉、阳证见阴脉，这是不相宜的，为逆。突然受到病邪伤害而暴发疾病的，叫作卒中，最常见的有中风、中痰、中气、尸厥几种。

　　中风病，多是由于气血先虚，风邪乘虚伤害人体而成。中风而见脉浮缓，"浮"是风邪的表现，"缓"是正气还存在的反映，这是病与脉相宜的脉象；如果脉来坚实而急数，则为病邪太盛之象，是中风病所忌讳的。

中痰的患者，脉来多浮滑，凡中风而见痰涎壅盛、昏迷不省的，便叫中痰。

中气的患者，脉来多沉迟。中气，属于尸厥病的一种，多先因情志损伤，脏气厥逆而发生，症见卒然昏倒、身冷无痰。尸厥的患者，脉来多沉滑，多是因于气血先虚，再感受四时不正之气，以致卒然昏厥，伴有口鼻气微、其状如尸，惟脉搏仍然跳动不休；假使邪气深入五脏，便现身凉、肢冷；如邪气仅在六腑，虽人事不省，身体还是温暖的。

以上中风、中痰两病，习惯称为"真中风"，中气、尸厥两病，习惯称为"类中风"。无论真中、类中，都可见突然昏倒、人事不省，但是，类中风决不见口眼㖞斜、偏废不用、麻木不仁等真中风的症状。

风伤于卫，浮缓有汗；寒伤于营，浮紧无汗；暑伤于气，脉虚身热；湿伤于血，脉缓细涩；伤寒热病，脉喜浮洪；沉微涩小，症反必凶；汗后脉静，身凉则安；汗后脉躁，热甚必难。

此段讲外感"风""寒""暑""湿"诸邪的脉症。

外感病中，有感受风、寒、暑、湿种种的不同，其脉象和症状也各不相同。外感风邪，初期多是卫气受伤，而见浮缓脉、自汗症；外感寒邪，初期多是营气受伤，而见浮紧脉、无汗症。因为风性散发，寒性收敛，所以虽同属表证，伤于风的便脉浮缓而有汗，伤于寒的便脉浮紧而无汗。暑热的特性最容易耗散正气，所以尽管身上发热，脉来却见虚。湿邪容易闭着于血分，影响到血液的运行，故脉来多细缓而滞涩。寒邪尽管属阴，但感受以后变化成为热病时，以脉来浮数较好，这是因为阳证见阳脉"脉证相合"的缘故；如果脉来沉、微、涩、小，是阳证见阴脉，是邪热有余、正气大伤的反映，这种"脉证相反"的病变比较复杂，预示着治疗过程中不一定顺利。凡是外感病，经过出汗以后，脉来平静，热退身凉，这是表邪已解逐渐恢复的表现；假使既经出汗以后，热不退而反加甚，脉不静而反躁急，说明病变还在发展，在治疗时较前者要困难些。

饮食内伤，气口急滑；劳倦内伤，脾脉大弱；欲知是气，下手脉沉；沉极则伏，涩弱久深；火郁多沉，滑痰紧食；气涩血芤，数火细湿；滑主多痰，弦主留饮；热则滑数，寒则弦紧；浮滑兼风，沉滑兼气；食伤短疾，湿留濡细（"濡"应读作"软"，义同）。（"饮食内伤"句前，原有"阳病见阴，病必危殆；阴病见阳，虽困无害。上不至关，阴气已绝；下不至关，阳气已竭；代脉止歇，脏绝倾危；散脉无根，形

损难医"十二句，现移至第"十"部分后）

此段讲"饮食""劳倦"内伤的脉症。

最常见的内伤病，主要可分饮食和劳倦两种，同时还须分辨在气、在血以及兼见痰、火、寒、湿等等的不同。

因饮食而引起的内伤病，主要病变机制在于宿食停滞不消，所以气口部位（见第二部分"部位与诊法"第二段的注解，这里指右手关脉而言）多见急数而滑的实邪脉象。

至于因劳倦而引起的内伤病，虽然常常是虚实互见，究应以虚损为主，所以多见脾脉总是现豁大而虚弱无力。凡情志变化、起居失调、饮食不节等，都能损耗正气，以致出现乏力少气、懒于言语、动则喘乏、表热自汗、心烦不安等症，这便称之为劳倦。如果气分的劳伤很严重，脉来便多见沉细，只有用力重按，才能摸到脉的搏动，甚至还可能出现极沉的伏脉，或者弱而涩的脉象，这都足以说明气分的劳伤是时间既久病亦较深的了。伤在血分，又有出血病变的，还会见到芤脉，这都是属于虚证一类。但是，劳倦内伤的病变毕竟还是有邪实存在的。如邪火内郁，则脉来多见沉实；痰饮内蓄，脉多见滑；饮食积聚，脉多见紧；阴火内炽，脉见滑数；湿邪留滞，脉见软细；水饮停留，脉多见弦；阴寒内盛，脉多弦紧；外兼风邪，脉来浮滑；内兼气滞，脉来沉滑；兼有伤食，脉来短疾。习惯称极数的脉叫作疾脉，或者叫作极脉。总之，劳倦病变的这些兼症在临床上是常见的。

疟脉自弦，弦数者热；弦迟者寒，代散者折（"折"这里作"折寿"解，即生命不能长久的意思）；泄泻下痢，沉小滑弱；实大浮洪，发热则恶；呕吐反胃，浮滑者昌；弦数紧涩，结肠者亡；霍乱之候，脉代勿讶（"讶"音"亚"，是惊讶的意思）；厥逆迟微，是则可怕。

此段讲"疟疾""泄痢""呕吐""霍乱"的脉症。

疟疾患者，多出现弦脉，但因疟疾是属于寒热不和的病变，在辨认弦脉的时候，首先要分辨它是弦数还是弦迟。弦而数的为热邪盛，弦而迟的为寒邪盛，这是疟疾的辨证要领。疟疾本来多为邪实证，所以出现弦迟、弦数一类的实脉，这就是脉证相合。如果突然出现了代脉或散脉，这是极虚的脉象，说明邪气还没有消除而正气已衰了。实证而见虚脉，这是最不好的征象。

泄泻是指腹泻，下痢是指痢疾。无论"泻"或"痢"，主要因胃肠功能先有了虚损，传化失常，而后发生风、湿、寒、热等证，这时脉来沉小或滑弱，就是胃肠虚损的反映。如果脉来实大或浮数，甚至发热不退，说明病变还在急剧地发展，正衰邪盛，这种证候是比较严重的。

呕吐或反胃，都是胃气上逆的病变，最易损伤津液。如脉来浮滑，证明精气还没有大伤，是好的现象；如脉来弦数紧涩，甚至还伴有肠结便秘，是气已大虚津亦枯竭而热邪犹未消退，这种病变的转归多半是预后不良。

霍乱，多为传染秽毒而成。症见上吐下泻，病发急剧，以脉来洪大、手足温和为佳。偶或出现歇止的代脉，亦只是脾胃功能紊乱，一时清浊不分干扰了脉气，脉气不相接续所致，不能因此而疑为死候。如见四肢厥冷、脉来迟弱，这才是阳气衰竭、寒邪太盛之候，是不好的征兆。中医文献中记载的霍乱，是指上吐下泻的证候而言，和现代医学所说的急性传染病霍乱不同，现在我国已消灭了霍乱、天花等传染病。

咳嗽多浮，聚胃关肺（"聚胃关肺"原作"聚肺关胃"，今据《素问》"聚于胃，关于肺"的原文改）；**沉紧小危，浮濡易治**（"濡"应读作"软"，义同）；**喘急息肩，浮滑者顺；沉涩肢寒，散脉逆症。**

此段讲"咳喘"脉症。

咳嗽是肺气上逆的病证表现，根据《素问·咳论》"聚于胃，关于肺"的说法，此种咳嗽，其病邪聚于胃，并循肺的经脉而上及于肺。浮是肺病常见的脉象，故此种咳嗽的脉象一般见浮。既病咳嗽，脉来沉小，是肺胃之气大伤，更兼紧象，说明肺中的邪气犹重，正气虚邪气实，这种情况是很不好的。相反，如脉来浮软，肺气虽然虚弱，但邪气并不严重，这种情况就易于治疗了。

气上逆而不能降，轻则咳嗽，重则喘息。气喘紧迫的，当发作的时候，需要振动两肩来帮助肺的呼吸才能勉强维持其气息的出入，这便叫息肩。这时脉来浮滑，说明是风痰滞于肺，使肺气不能下降，只要风痰一去，喘息就可以平静下来，实证、实脉，所以为顺。如果脉来沉涩而散，是肺气虚弱已极的反映，阳气大虚而四肢失去温养自然就会寒冷，所以便属于逆证了。

病热有火，洪数可医；沉微无火，无根者危；骨蒸发热，脉数而虚；热而涩小，必殒其躯（"殒"音"允"，是死亡的意思）；**劳极诸虚，浮软微弱；土败双弦，火炎急数。**

此段讲"火热""骨蒸""劳极"的脉症。

凡属火热的病变，脉来洪数，热证热脉，显而易见，便于治疗。如脉来沉微，便当考虑是虚热或假热，而不是实火。如果脉来散漫无根，更应当考虑到是否虚阳外脱，那就有危险性了。

骨蒸发热属于阴虚阳亢的病变，主要为肾阴虚损不能养阳，阳气亢奋，所以脉见虚（阴亏的反映）数（阳亢的表现）。假使发热而脉来涩小，说明不是一般的阴虚，而是阴精枯竭了，精竭而热犹不止，进一步便会发展到"阴阳离决，精气乃绝"的地步，就有生命危险了。骨骼中存在有骨髓，是由肾中的精气变化而成，精髓充足骨骼强壮，精髓不足气反化为热，热邪从骨骼里蒸腾而出，便叫作骨蒸发热，为虚劳发热的一种。

无论五劳和六极诸种虚证，都是由于阴精、阳气虚损的病变，多见浮软、微软等虚脉，这是很可理解的。若劳极病而见双手关脉都弦，习惯称作"双弦"，脾胃机能又极其衰败的，这是肝阳亢盛损伤脾胃的结果。若劳极病而见脉来急数，这是阴虚至极阳亢成火的必然反映。

诸病失血，脉必见芤；缓小可喜，数大可忧；瘀血内畜（"畜"同"蓄"），却宜牢大（"大"在这里读作"太"）；沉小涩微，反成其害。

此段讲"失血""瘀血"的脉症。

诸种失血病，无论是吐血、下血、血崩，经大量出血之后，必然见到血液虚少的芤脉。在失血的过程中，脉来缓小，则是虚证虚脉，脉证相应，是较好的现象。若脉来数大，说明邪热病变还在发展，还有出血的可能，应严加注意。如果有瘀血停蓄在内，脉来牢大，这是实证实脉，脉证相应，仍属相宜；假使脉见沉小涩微种种虚脉，那就预示着实邪尚没有消除而阳气已大虚，实证现虚脉，攻补两难，所以说"反成其害"。

遗精白浊，微涩而弱；火盛阴虚，芤濡洪数（"濡"应读作"软"，义同）；**三消之脉，浮大者生；细小微涩，形脱可惊**（凡久病或大病，消瘦到了两颊、两臑、两腨的脂肪都没有了，叫作"形脱"。"臑"音"闹"，指上肢两臂的肥肉；"腨"音"涮"，指下肢腿肚的肥肉）；**小便淋闷**（"闷"音"弊"，闭也），**鼻头色黄；涩小无血，数大何妨；大便燥结，须分气血；阳微而实，阴迟而涩。**

此段讲"遗精""白浊""三消""淋闷""便结"等的脉症。

遗精、白浊的病变，基本上是属于虚证，所以都可能出现微涩而弱的虚脉。但遗精见于阴虚火旺，或白浊见于湿热下注时，就可见到洪而芤或数而软的脉象，洪与数是由于火旺的原因，芤与软则为精液虚竭的反映。

消渴病有"三多"症状，所以叫作三消，渴而多饮为上消，饥而多食为中消，饮而多尿为下消。三者多由燥热太盛所致，所以脉来浮大，甚至数大，这些都是脉与证相符的，故主生。如果出现了细小微涩种种虚脉，同时肌肉消瘦已经到了脱形的程度，说明精气耗散病情已极为严重了，故可惊。

"淋"和"闷"，是排尿困难的两种不同病变。淋是小便点滴而出，排泻不通畅；闷是小便闭结不通。患淋病或小便闭而鼻头色发黄的，是由于脾胃湿热内盛的表现，因鼻头是脾所主的部位，所以会出现脉来数大，这是脉证相应的，没有什么妨碍。相反，若脉来涩小，这是精血大伤不能化津化气的重证。

大便燥结不通，必须分辨燥热邪气究竟结在气分还是在血分。在气分为阳结，为燥热伤津的结果，故脉来多数而实；在血分为阴结，由津枯不润所造成，故脉来多迟而涩。

癫乃重阴，狂乃重阳；浮洪吉兆，沉急凶殃；痫脉宜虚，实急者恶；浮阳沉阴，滑痰数热。

此段讲"癫""狂""痫"等病的脉症。

由于痰浊阴邪太重，以致神识不清的，便发为癫病，主要症状为：语言错乱、哭笑无常。由于火热阳邪太重，煎熬成痰而蒙蔽心窍，以致神志失常的，便发为狂病，主要症状为：无端怒骂、猖狂躁急。这两种病都是由于有实邪的存在，如脉来浮洪，则为实证现实脉，病变单纯易于治疗，故为吉兆；假使脉来沉急，说明病变已经深入，不易治疗，故为凶殃（"殃"即是"凶"，凶殃为互词）。

痫病，是心神虚弱，又为风痰所扰的病变。如见虚脉，仅为心气不足，风痰邪气并不太重，故为相宜；假使脉来实而急数，便说明风痰重，邪气盛，这是不好的征兆。他如：脉浮为阳证，脉沉为阴证，脉滑为痰证，脉数为热证，这和一般的辨证并没有什么区别。

喉痹之脉，数热迟寒；缠喉走马，微伏则难；诸风眩晕，有火有痰；左涩死血，右大虚看（"看"在这里应读作"刊"）；头痛多弦，浮风紧寒；热洪湿细，缓滑厥痰；气虚弦软，血虚微涩；肾厥弦坚，真痛短涩。

此段讲"喉痹""眩晕""头痛"等的脉症。

喉痹，即喉中闭塞不通。主要症状为：咽喉肿痛、面赤腮肿，甚至颈项漫肿、汤水难咽。多由阴火内亢，外感风寒，相凑而成。脉来见数，总属热证；脉来见迟，则为火被寒郁。

缠喉风系喉痹的一种，主要症状为：喉连项肿大，项部及喉内部可看到红肿发炎，喉部发紧、发麻、发痒，痰鸣气壅，手指发青，手心壮热，发热恶寒，甚至手足厥冷。

多由情志先伤，再感风热邪毒而成。喉痹而急遽发作，病情发展极为迅速的，叫作走马喉痹，多由肝脾两脏火郁而成。无论缠喉风或走马喉痹，均为热毒内攻的病变。如果脉来微伏，说明精气枯竭，毒势蔓延，故属难治。

眩晕，即头目昏眩，甚或晕厥。致病的原因虽然复杂，但一般以精气虚损、痰火上攻为最常见。属痰的，脉来滑实；属火的，脉来洪数。左手脉涩，多为死血，即有瘀血；右手脉来虚大的，多属于气虚。

头痛病的患者，多见弦脉。大凡疼痛，经脉往往变得很紧急，所以脉搏亦因之而见弦。

头痛脉来见浮，多属外感风邪，痛的特点是：有抽掣的感觉，恶风出汗。

头痛脉来见紧，多属外感寒邪，痛的特点是：头发紧，恶寒无汗。

头痛脉来见洪，多属热病，痛的特点是：耳和额部胀痛，无论有汗无汗都恶热。

头痛脉来见细，多属湿病，痛的特点是：头部感觉沉重，遇着阴雨天更厉害。

头痛脉来缓弱，多为暑病，痛的特点是：感觉空痛，汗出恶热。

头痛脉来见滑，多为痰病，痛的特点是：昏重而痛，心烦欲吐。

头痛脉来弦软，多为气虚，痛的特点是：稍为劳动，痛即加重。

头痛脉来微涩，多为血虚，痛的特点是：痛连项后发际，并时常发生惊惕。

头痛脉来弦坚，多为肾气厥逆，痛的特点是：痛连齿根，时发时止，入夜加重，只是恶寒而不恶热。

头痛脉来短涩，多为真头痛，痛的特点是：痛连脑内，四肢厥冷。

心腹之痛，其类有九；细迟从吉，浮大延久；疝气弦急，积聚在里；牢急者生，弱急者死；腰痛之脉，多沉而弦；兼浮者风，兼紧者寒；弦滑痰饮，濡细肾着（"濡"应读作"软"，义同）；**大乃肾虚，沉实闪朒**（"朒"音"纳"，是"肥软"的意思，这里指腰部的肌肉而言）。

此段讲"心腹痛""疝痛""腰痛"等的脉症。

中医学传统的所谓心腹痛，实际主要是指胃脘痛而言，"心"作"中"字解，胃脘在人体中央，所以胃脘痛叫作心腹痛。

这里列举了九种心腹痛：一是饮痛，症见痛而腹鸣、胀满、食减、足跗（音"夫"，即足背）水肿；二是食痛，症见痛而痞闷、吐逆、吞酸、嗳腐臭气；三是冷痛，症见痛而腹冷作刺痛、四肢清冷；四是热痛，症见痛而胸热欲呕、心烦而渴、大便秘结；五是气痛，症见痛而胀满、疼痛游走不定时作时止；六是血痛，症见痛而腹中有积块，牵引两胁部；七是虫痛，症见痛时腹中现索状物，痛止即散，甚至吐出蛔虫，或大便中有虫；八是悸痛，症见痛而脐上悸动，劳即发，头面发赤而下重；九是疰痛（"疰"音"注"，灌注之意，即传染的意思），症见痛而神昏卒倒，昏愦妄言，甚至口噤。凡因感染秽浊恶气而有这些症状的，便叫作疰痛。

上面所述九种心腹痛，如脉来细迟，只说明正气不足，但病邪并不严重，因而可望其速愈。如脉来浮大，不仅正气虚衰，而且病邪也很严重，便会迁延难愈。

疝气病，症见少腹急痛、手足厥冷，有的痛而牵引睾丸、阴囊肿大，痛时腹中有积块，可上可下。多因寒湿郁滞、浊液凝聚，寒阻经脉、血络而成，少数也有因于湿热壅遏的，所谓"积聚在里"，就是指这样的病变。正因为经脉拘急不通而痛，所以一般疝痛的脉搏也是弦而紧急有力。如脉见牢急，说明阴寒实邪在里，只宜用温散寒邪的方法，便可治愈；如果脉来弱中带急，是阳气既已大虚，寒湿阴邪又特盛，治疗是很困难的。

腰痛的成因，主要由于肾脏虚损，阳气不充，风、寒、湿、痰等病邪乘虚而入，阻滞经络以致疼痛。腰痛的病变，既以内伤里证为主，故脉来多沉；因于疼痛，故脉兼弦。这是一般患腰痛的脉象。如果兼见浮脉，痛而左右牵连，脚和膝部发生强急的，属于风邪；兼见紧脉，痛而足冷背强，拘急怕冷的，属于寒邪；兼见弦滑，痛而有形，皮肤呈苍白色的，属于痰饮；兼见软细，痛而腰冷发沉，下肢浮肿的，叫作肾着（肾阳虚，水气闭着不行，故名）。脉见虚大，痛而隐隐不甚，乏力酸软的，属于肾虚。脉见沉实，痛而不能俯仰，不能动摇转侧的，多属闪挫外伤。

脚气有四，迟寒数热；浮滑者风，濡细者湿（"濡"应读作"软"，义同）；**痿病肺虚，脉多微缓；或涩或紧，或细或濡**（"濡"应读作"软"，义同）；**风寒湿气，合而为痹；浮涩而紧，三脉乃备；五疸实热，脉必洪数；涩微属虚，切忌发渴。**

此段讲"脚气""痿病""痹病""黄疸"等病的脉症。

脚气病，为寒湿或湿热等侵袭足胫而成。主要症状是：从膝到足麻痹冷痛、痿弱挛急，有的发肿，有的不肿，有的下肢肌肉逐渐萎缩枯细，有的甚至从腿肚子感觉有气上冲，直冲到心胸部，习惯叫作脚气攻心。临床上诊察，一般可分作四种情况：脉来见迟，为寒湿邪盛；脉来见数，为热湿邪盛；脉来浮滑，为风湿邪盛；脉来软细，为湿邪盛。

痿病，即手足痿软无力，关节缓纵，不能伸屈自如。多因肺胃燥热，精气两伤，以致筋骨、血脉、肌肉等渐次随之痿废，失去其正常功能，此病脉来多微弱而迟缓。这里只言肺虚，没有谈到胃，是不够全面的。痿病无论脉来见涩、紧、细、软，都是由于精血不足，筋骨、经脉失去了濡养的缘故。

痹病，先由气血亏损，肌腠松弛，以致风、寒、湿三种病邪壅塞经络，阻碍了气血的运行而成。最常见的症状是：大小关节疼痛，运动障碍，或者某一部分发生麻痹而失去知觉，或者周身有沉重的感觉，或者下肢浮肿，关节奇冷、变形。痹病的脉象以浮、涩、紧三种最为常见，因"涩"是气血不足的表现，"浮紧"是风、寒、湿邪痹着于经脉的反映。

疸病，又叫黄疸病，主要表现为周身皮肤及两眼发黄，多因于湿热蕴积，胆汁与胃中的湿浊合并，熏蒸郁遏，不能发越所致。这种湿热属于实邪，所以便常出现洪数的实脉。古书记载中把疸病分作五种：一是黄疸，皮肤呈鲜明的黄色，两眼和小便都发黄，伴有发热，这是属于热盛的病变；二是酒疸，身黄而心烦、欲吐、腹胀满、小便不利，为酒湿毒气郁蒸而成；三是谷疸，身黄而腹满不欲食、食即头眩、小便不利，是由饮食停滞，胃中浊气郁积而成；四是女劳疸，身黄，头额部现黑色，大便亦色黑，手足心灼热到晚上热更显著，多因房事过度，有瘀血蓄积而成；五是黑疸，身黄、目青，头面部全呈黑色，大便黑、心中烦热、肌肉麻痹，多由酒疸或女劳疸误治而来。以上任何一种黄疸病，如脉来涩微，是精气两虚的表现，如见发渴不止是热邪盛而精液枯竭的征兆，邪盛正衰，病变恶化，所以最忌见到此种脉象。

脉得诸沉，责其有水；浮气与风，沉石或里；沉数为阳，沉迟为阴；浮大出厄（"厄"音"扼"，"困苦"之意；"出厄"即困苦解除的意思），**虚小可惊；胀满脉弦，脾受肝虐**（"脾受肝虐"原作"土制于木"）**；湿热数洪，阴寒迟弱；浮为虚满，紧则中实；浮大可治，虚小危极。**

此段讲"水肿""胀满"等的脉症。

水肿病，多因水湿阴邪太盛，不能正常流行，以致肌肉肿满，所以多出现阴邪盛的沉脉（一般有沉小、沉紧、沉数、沉迟等，故叫"诸沉"）。水肿而脉见浮，多属气水或风水。气水肿的特征是，皮厚色苍，自上而下，一身都肿；风水肿的特征是，面目肿大，骨节疼痛，全身发沉，恶风出汗。脉沉则多见于石水和里水。石水肿的特征是，脐以下少腹肿硬如石，扣之有声；里水肿的特征是，面目和周身肿，发黄，小便不利。脉沉而数的，多见于阳水肿病，症见身肿、烦渴、小便赤涩、大便秘结。脉沉而迟的，多见于阴水肿病，症见遍身浮肿、大便稀溏、小便短少。辨认水肿病，一般说来，以脉来浮大较好，因实证现实脉，病邪虽在，正气却没有衰败，容易治疗；如脉来虚小，是实证见虚脉，病邪未去，而正气衰败，所以说"虚小可惊"。

胀满病，多因肝气郁而不伸，影响脾胃虚弱，不能运化水谷精微，以致湿浊邪气积聚而成，故叫作脾受肝虐（"虐"为侵害之意）。胀满既多数是肝强脾弱的病变，所以出现肝强的弦脉。胀满而脉来数洪，为湿热内蕴浊气滞留胸腹的缘故；胀满而脉来迟弱，为阳气大虚，阴寒邪气积而不散所造成。如果脉来浮细，多为虚胀，症见小便淡黄、大便溏薄、色泽枯槁、神倦懒言；脉来紧急，多为实胀，症见小便不通、大便秘结、胀而坚满、气逆喘促。一般胀满病，都是外皮绷急中空无物，惟实证则湿浊壅滞而坚硬，故叫作中实；胀满病多为本虚证实的证候，也就是说单见其胀满形状似为实证，但多数都是脾胃虚弱造成的，所以称为本虚。假使脉来浮大，病邪虽没有减退，但正气却还存在，故云可治；若脉来虚小，则是正气衰败，难以抵抗病邪，故云"危极"。

　　五脏为积，六腑为聚；实强者生（"生"可理解为"轻"），**沉细者死**（"死"可理解为"剧"）；**中恶腹胀，紧细者生；脉若浮大，邪气已深。**

　　此段讲"积聚""中恶"等病的脉症。

　　积和聚的分别是：由于痰或血积，积而不散，固定在一定的部位，有形迹可见的，叫作"积"，多属于五脏方面的病变；积块能够移动，有的疼，有的不疼，时而发作，时而消失，叫作"聚"，多属于六腑方面的病变。总的说来，多因脾胃虚弱气血两衰，再加上四时的外感，都可引起本病；即先因正气不足，然后邪气得以积聚。因此，积聚而脉来实强的，是正气还没有完全衰败，病变较轻；积聚而脉来沉细，说明正气虚损已极，这种病变就较为急剧了。

　　中恶多见于病后，忽然气绝不省，包括所谓的休克、假死。中恶而见腹胀，脉来紧细，说明正气虽衰但邪气不盛，容易回苏；若脉来浮大，是邪气已经深入的表现，病情比较严重。

痈疽浮散，恶寒发热；若有痛处，痈疽所发；脉数发热，而痛者阳（"阳"原作"伤"，疑误，故改）；不数不热，不疼阴疮；未溃痈疽，不怕洪大；已溃痈疽，洪大可怕。

此段讲"痈疽"的脉症。

"痈"为胃中热毒蕴结，经脉受到热毒的侵袭，血液壅塞腐败而成。发痈的部位往往呈高肿、色红、热烫、疼痛，皮很薄润，化脓较快，收敛也较快，属阳证。"疽"为疮毒蕴结在脏，渐次侵及肌肉、筋骨等组织，虽然也可腐化为热，但热并不盛，所以发疽的部位皮厚而坚，但红、肿、热、痛均不厉害，甚至不红、不肿、不热、不痛，属阴证。这是"痈"和"疽"的基本分辨。但一般又把较大的疮疡叫作痈疽，疮处坚硬，根蒂深固，外软内坚，平陷无脓，多因先有情志内伤，湿浊蕴结成毒，以致经脉凝滞而成。患痈疽而脉来浮散，伴有恶寒、发热，这是开始发病时所出现的表证，就在这个时候，如身上有刺痛的地方，很可能就是痈疽发生的部位。因疮毒开始影响经脉，干扰营气、卫气的运行，所以往往都会出现表证症状。痈疽已经发生后，发热、肿痛而脉数，这是属于热邪盛的阳证；相反，既不发热，又不疼痛，脉亦不数，便属于寒邪盛的阴证。还没溃脓的痈疽，而脉来洪大，这也是阳证，说明很快就要溃脓了，溃了脓热毒即自行消散而愈，故用不着害怕。已经溃脓的痈疽，脉搏仍然洪大，说明疮毒未除而气血已伤，故曰"可怕"；其实这也用不着害怕，只需及时重用清热解毒、托里调中的方法，也可治愈。

肺痈已成，寸数而实；肺痿之形，数而无力；肺痈色白，脉宜短涩；不宜浮大，唾糊呕血；肠痈实热，滑数可知；数而不热，关脉芤虚；微涩而紧，未脓当下；紧数脓成，切不可下。

此段讲"肺痈""肺痿""肠痈"等病的脉症。

肺痈的主要症状是：咳喘、胸痛、吐浊痰脓血。多因痰涎垢腻蕴结成热，熏灼肺脏所致，如痈疡已成，必因热毒内盛，故寸脉多数而实。患肺痈而面色㿠白，同样是气血极虚的表现，故以脉来短涩为宜；如果脉来浮大，说明肺热犹盛，还会出现吐如粥样的浊唾、脓血等症，说明病势还在不断地发展。

肺痿，多因脾胃津伤，不能养肺，以致肺脏逐渐枯燥，而现痰咳、喘息、咳声嘶哑、痰不易吐、肌瘦神疲、恶寒潮热等症。肺痿的病变，主要是由于精气两虚，所以脉来虽数，却是无力的。

肠痈，即肠内发生痈疡。症见：腹部固定性的疼痛，不能转动，按着更显疼痛，皮肤粗燥枯涩，腹皮发胀，可触到腹中有硬块。肠痈为湿热或瘀血郁积肠内而成，肠痈热盛，脉来滑数，这属实证。如果不是实热，虽见数脉，也往往是数而无力，甚至还会出现芤虚的脉象，尤其在关部出现，这是痈疡溃脓、血液耗散的缘故。肠痈而见脉微涩而紧，微涩脉虽属虚象，但紧脉却是湿浊凝滞的征象，可以趁它还没有成脓的时候，用温通轻泻的方法，下其湿浊，如通肠饮（金银花、当归尾、白芷、皂角刺、乳香、没药、大黄、甘草、薏苡仁、天花粉）之类。如肠痈脉来紧数，是已经溃脓的信号，只可以采用托里透脓的办法，切不可再用攻下剂，防它溃破穿孔。

八、妇儿脉法

妇人之脉，以血为本；血旺易胎，气旺难孕；少阴动甚，谓之有子；尺脉滑利，妊娠可喜；滑疾而散（"而"原作"不"，今据《脉经》"脉滑疾，重以手按之散者，胎已三月也"的原文改），胎必三月；但疾不散，五月可别；左疾为男，右疾为女；女腹如箕，男腹如釜；欲产之脉，其至离经；水下乃产，未下勿惊；新产之脉，缓滑为吉；实大弦牢，有症则逆。

此段讲妇人胎产脉法。

诊察妇人的脉象，最基本的是要从营血的虚、实、寒、热几方面来分辨。人体内的气和血都很重要，但妇人的营血比起男子来尤为重要，所以对于妇女营血的生理和病理变化的认识在临床上更有特殊的意义。例如：妇人营血旺盛，便容易受精成胎；如果阳气偏旺而营血不足，便难于受孕。这是因为阴血偏虚，便不能养精，阳气偏旺，更足以伤精的缘故。正因为血能养精成胎，所以一般妇女怀孕以后，首先从手少阴心经的脉搏反映出来，即左手寸部脉的搏动往来流利而颇带滑象，进一步尺脉、关脉也流利而滑，那就是妊娠的征象了。因寸脉属心、尺脉属肾，心主血脉，肾主藏精，精血调和，便能养胎。胎成三个月以后，尺脉更显滑而疾数，惟稍加重按便略带软散，这是胎气初成，还没有至于壮实的征象；胎成五个月以后，胎气逐渐壮实起来，尺脉只是滑而疾数，便没有软散的现象了。

胎儿的男女不同，在孕妇的脉象和腹部的形状方面，也有点区别。男胎左尺脉来多滑疾，腹部胀大有似釜（锅）底，圆而尖凸；女胎右尺脉来多滑疾，腹部胀大呈簸箕形，圆而稍平。前人虽有此说，但并不完全如此，只供参考。

孕妇快到临产的时候，脉象也有较大的改变。因为它与平常所见的脉象有区别、有距离，所以把这种脉叫作离经脉。凡孕妇临产已见羊水的，说明生产就快了；如未见羊水，说明生产还要稍待时刻，不要遽然惊慌忙乱，造成不必要的紧张。

生产以后，胎去血虚，但脉来犹见缓滑，是气血没有大伤的表现；若脉来见实大弦牢，或者更出现风病、痉病种种症状时，是正气初虚，邪气又盛，正虚邪实，便为逆证。这里所谓"逆"，仅与脉来缓滑、没有病症的情况相对而言，并不是什么危险之候。

小儿之脉，七至为平；更察色症，与虎口文。

此段讲小儿脉法。

诊小儿脉只须用一个指头遍诊寸、关、尺三个部位。小儿脉的搏动较成年人为快，三至五岁以下，一呼一吸脉来七至便算是正常的，八、九至为有热，四、五至为有寒。小儿脉法，不如大人复杂，只须分辨出强、弱、缓、急就行了。强为实，弱为虚，缓为正，急为邪，这就是小儿脉诊的大纲。

除切脉以外，还可以观察小儿的面色，其规律大概是：青白色主阴邪，黄赤色主阳热；青色主风，主肝邪，主脾胃虚寒，主心腹疼痛，主暴惊，主惊风；白色主气虚、气脱，主脾肺不足，主寒泻，主慢惊；赤色主火，主痰热，主急惊，主闭结，主伤寒热证；黑色主水湿，主阴寒，主厥逆，主痛极；黄色主积聚，主蓄血，主脾病胀满。两颧鲜红，时显时隐，这是虚阳外越，为阴虚，不同于实热证。

诊察小儿疾病，还有诊察虎口脉纹一法。大指和食指的交叉处叫虎口，所谓诊虎口，实际上是看食指的脉纹，食指第一节为风关，第二节为气关，第三节为命关。在这里主要是观察指纹的颜色，紫色为热，红色为寒，青色为风，白色为疳，黑色为中恶，黄色为脾胃病。指纹仅见于风关，病轻；见于气关则稍重；见于命关为严重。

疳，多为小儿胃肠病，是饮食减少、气血虚衰的总称。习惯上，这种病在十五岁以上的患者叫作"劳"，十五岁以下的便称为"疳"。

九、奇经八脉诊法

奇经八脉，其诊又别；直上直下，浮则为督；牢则为冲，紧则任脉；寸左右弹，阳跷可决；尺左右弹，阴跷可别；关左右弹，带脉当诀；尺外斜上，至寸阴维；尺内斜上，至寸阳维。

此段讲奇经八脉诊法。

人身十二经脉，每一经各有一脏或一腑。如：手太阴经肺、手阳明经大肠、足阳明经胃、足太阴经脾、手少阴经心、手太阳经小肠、足太阳经膀胱、足少阴经肾、手厥阴经心包络、手少阳经三焦、足少阳经胆、足厥阴经肝，这叫作十二正经。它们有了病变，在两手寸、关、尺部都可以通过不同的脉象反映出来（参看前面"部位与诊法"）。

至于奇经八脉，除冲、任、督三脉起于少腹胞中而外，一般都不与脏腑直接联系，与正经大不相同，所以才称"奇"，即奇异，有异于正经的意思。属于奇经的，计有任脉、督脉、冲脉、带脉、阳跷脉、阴跷脉、阳维脉、阴维脉八种。这里主要就是谈这八条经脉发生病变后，在临床上的另一种诊察方法。

督脉病变反映在寸、关、尺三部，脉来都浮，而且直上直下，颇有弦长的体象。

冲脉病变反映在寸、关、尺三部，脉来都现牢象，也是直上直下，颇有弦实的体状。

任脉的病变，寸部脉来见紧，或者从寸至关见细实而长的脉象。

阳跷脉的病变，寸部脉来现紧，好像是在左右弹动似的。

阴跷脉的病变，尺部脉来现紧，同样具有左右弹动的情况。

带脉的病变，关部脉来现紧，也是左右弹动不休的。

阴维脉的病变，尺部脉多见斜向大指（外斜）而上至寸部，它的搏动往往是沉大而实。

阳维脉的病变，尺部脉多见斜向小指（内斜）而上至寸部，它的搏动往往是浮大而实的。

督脉为病，脊强癫痫；任脉为病，七疝瘕坚；冲脉为病，逆气里急；带主带下，脐痛精失；阳维寒热，目眩僵仆；阴维心痛（"维"原作"为"，音误，故改），胸胁刺

筑；阳跻为病，阳缓阴急；阴跻为病，阴缓阳急；癫痫瘛疭（"瘛疭"音"赤纵"，"瘛"是筋脉拘急，"疭"是筋脉弛张，"瘛疭"即抽搐），**寒热恍惚**（"恍惚"即神志昏糊不能自主的样子）；**八脉脉症，各有所属。**

此段讲奇经八脉的主病。

督脉沿着背脊循行，主持一身的阳气，故督脉的病变，多为阳虚。阳气虚弱不能温养脊髓，或者同时有外邪入侵，都可能使脊柱强直。阳虚而痰湿阴邪盛的，还可能发生癫病或痫病（参看上文"杂病脉象"）。

任脉沿着腹部正中由下而上行，主持一身的阴血，故任脉病变，多为血分的虚寒，运行阻滞便发而为寒疝（腹痛、手足厥冷）、水疝（肾囊肿痛、阴汗湿痒、小腹时鸣）、筋疝（阴茎痛，筋急缩，或缓弛不收）、血疝（刺痛如锥，手不可近）、气疝（阴囊痛上连肾俞穴，偏坠，生气即发）、狐疝（睾丸偏有大小，时上时下）、㿉疝（阴囊肿大，麻痹不仁，妇女则阴户凸出），或"瘕""积"一类的肿块病。

冲脉夹脐左右上行，为身中血海之一，其发病变，则见气往上逆，腹内里急。带脉从季胁部环身一周，它的病变主要为妇女带病，以及脐腹疼痛、遗精等。

阳维脉循足外侧上行，维系一身卫气，其发病变，卫虚不能固外，便见恶寒、发热等表证；卫不上于头，便见两目眩晕，甚至突然颠仆，僵直不省人事，有如尸厥（参看上文"杂病脉象"）。

阴维脉循足内侧上行，维系一身的阴血，其发病变，营血虚不能滋养心脏便现心痛，甚至胸胁刺痛，筑筑悸动不安。

阳跷脉循足外侧上行，其发病变，内踝以上经脉拘急，外踝以上经脉弛缓，内为阴，外为阳，故曰"阳缓阴急"。

阴跷脉循足内侧上行，其发病变，外踝以上经脉拘急，内踝以上经脉弛缓，故叫作"阴缓阳急"。

总之，癫痫、瘕疝、寒热、恍惚等病，在奇经八脉中，都可能出现，但各有所属的不同部位和不同脉症，必须进行仔细地分辨。

"阳跷为病，阳缓阴急；阴跷为病，阴缓阳急"句，按《难经·二十九难》《十四经发挥》应作"阳跷为病，阴缓而阳急；阴跷为病，阳缓而阴急"，但因现在针刺小儿麻痹症的足内外翻，以内翻属阳跷病的"阳缓阴急"，外翻属阴跷病的"阴缓阳急"，临床上有较好的疗效。因此，暂不改变文献，留待继续研究。

十、真脏绝脉

病脉既明，（"病脉既明"此句前原有"平人无脉，移于外络；兄位弟乘，阳溪列缺"四句，是说"反关脉"的问题，因已于第二部分"部位与诊法"首段介绍了，这里就不再重复了。）吉凶当别；经脉之外，又有真脉；肝绝之脉，循刀责责；心绝之脉，转豆躁疾；脾则雀啄，如屋之漏；如水之流，如杯之覆；肺绝如毛，无根萧索；麻子动摇，浮波之合；肾脉将绝，至如省客；来如弹石，去如解索；命脉将绝，虾游鱼翔；至如涌泉，绝在膀胱；真脉既形，胃已无气；参察脉症，断之以臆。

此段讲真脏脉。

对以上各节所述各种病变的脉象，既已基本明白了，从而对于各种病症的预后好坏，也应该能做出鉴别。不过这些脉象都是通过经脉的变化反映出来的，还有所谓真脏脉，不仅是经脉一般变化的反映，而且还是脏腑本身功能到了一蹶不振地步的表现。

所以叫作真脏脉的意义，就是说这种脉象是脏腑的真气（即正气或元气）都已衰败之极的表现。肝脏真气衰绝的脉象，好像摸着刀刃一般，极细而坚急（"责责"是坚急的形容词）；心脏真气衰绝的脉象，短而坚硬躁急，像一颗豆粒的旋转；脾脏真气衰绝的脉象，细弱极了，时而搏动很快，时而又极慢，好比鸟雀啄食一般，又好比屋漏滴水、细水缓流、覆杯的水滴一般，总是点点滴滴的，时断时续的，没有一定规律；肺脏真气衰绝的脉象，大而虚软，好比羽毛着在皮肤上一样既漂浮无根还萧索零散，又好比麻子仁的转动轻虚而涩并不圆活，又好比水面的波浪来去极快但模糊不清；肾脏真气衰绝的脉象，坚搏无神，有不规则的歇止，又好比客人的来访，来来去去没有一定，来的时候有如弹石般坚急有力，去的时候便又像解散的绳索散乱无根；命门真气衰绝的脉象，来去模糊很难辨识，时而好似游虾脉在沉部突然间搏动一下，时而好似鱼翔，仅在尺部搏动寸部毫无影响，首尾不相应；膀胱真气衰绝的脉象，脉的搏动，有升无降，好像泉水的上涌一般。凡是出现以上种种真脏脉体象的，都足以说明脉中已经不存在胃气了。当然，尽管出现了这种种坏脉，仍须参考形色、症状的情况，仔细地进行分析研究；然后取得正确的判断还是比较容易的。

阳病见阴，病必危殆（"殆"音"带"，危险之意）；阴病见阳，虽困无害；上不至关，阴气已绝；下不至关，阳气已竭；伏脉止歇，脏绝倾危；散脉无根，形损难医。（本段是从前"杂病脉象"第三条移来）

此段讲阴阳绝脉。

"阴"和"阳"是互相联系的，阴阳的正常关系被破坏就是病变。从"脉"与"症"的关系来说，也很明显。如阳热病见阴虚脉，阳愈亢，阴愈虚，这样的病变危险性较大；相反，本是阴寒病，却出现阳热的脉，由阴变阳，由衰弱转为亢进，是机能好转的征象，虽然一时病重，但从预后来看，大多是不妨事的。假使仅有尺脉的搏动，上不到关部的，说明阴精已经衰绝于下，无力上升；或者仅有寸脉的搏动，下不到关部的，说明阳气已经衰竭于上，无力下降。这两者同样是属于"阴阳离决"的病变。假使脉既沉伏，又还有歇止，这说明脏腑真气都已衰绝，整个身体就有衰竭的危险；或者脉来浮散，重按则无，毫无根蒂，这是阳气已经接近衰绝，整个身体已经受到严重损害，医治起来就很困难了。

七言诀

—

明·李时珍 撰

任应秋 语译

一、浮

浮脉，举之有余，按之不足。(《脉经》) 如微风吹鸟背上毛，厌厌聂聂 ("厌厌聂聂"，这里是作"舒缓、轻微"的形容词)；如循榆荚 ("榆荚"即"榆钱")，(《素问》) 如水漂木，(崔氏) 如捻葱叶 ("捻"，这里作"按"解，应读作"捏")。(黎氏)

轻取叫作"举"，重取叫作"按"。诊察浮脉：手指轻轻地按上，便觉得搏动且有力，稍加重按，就显得没有力量了。打个比方：轻按浮脉的感觉好像微风吹动鸟背上的毛羽一样，舒缓而轻微地搏动着；又像摸到轻柔和软的榆钱一般；又像感到如同木块浮在水面上那样的轻浮；又像按在葱管上，表面似乎有劲，里面却很虚软。

【体状诗】

浮脉惟从肉上行，如循榆荚似毛轻；三秋得令知无恙 ("恙"音"样"，病之意)，久病逢之却可惊。

诊察浮脉，只要在肌肉的浅层便能触到它的搏动，并很像轻轻地摩抚着柔软的榆钱和舒缓的毛羽一般。这种脉在秋天见到，是身体健康的表现；如果久病见此脉象，就要引起警惕，判断是否阳气虚浮不能内守所致。

【相类诗】

浮如木在水中浮，浮大中空乃是芤，拍拍而浮是洪脉，来时虽盛去悠悠（"悠悠"，这里作形容词"慢慢地"讲）。

正常的浮脉，有如木块漂浮在水面上，轻缓地飘动着。如果浮而显大，稍重按却有一种中间空虚的感觉，这叫作芤脉；如果脉浮而拍拍地搏动有力，这叫作洪脉。洪脉，在触手的时候（来时）虽然感觉有劲，但当它下落（去）的时候，却又慢慢地减弱了。

浮脉轻平似捻葱，虚来迟大豁然空（"豁"音"或"，开通、敞亮之意），**浮而柔细方为濡**（"濡"音"软"，义同），**散似杨花无定踪。**

正常的浮脉，比较轻缓而平和，有如捻着葱管，劲不太大。假使脉浮而搏动迟缓，虽觉稍大，却是空豁无力的，这是虚脉；假使脉浮而柔弱细小，这是软脉；至于脉来漫无根蒂，去来不明，好像飞散无定的杨花一样，这是散脉了。

【主病诗】

浮脉为阳表病居，迟风数热紧寒拘；浮而有力多风热，无力而浮是血虚。

浮脉是人体阳气亢奋的征象，最常见于外感而病在体表的时候。但它往往不是单独地出现，如浮而兼迟兼紧，多为风寒；浮而兼数，多为风热。风热病的脉浮，常见浮而有力；如果脉虽浮而搏动无力，那又属于血虚的里证了。

【分部诗】

寸浮头痛眩生风，或有风痰聚在胸；关上土衰兼木旺，尺中溲便不流通（"溲"音"搜"，"溲便"指小便）。

寸、关、尺三部，可以诊察上、中、下三焦的病变。所以风邪在上，而见头痛、目眩，以及风热痰浊聚积在胸膈上焦的疾病，寸部脉多见浮；脾气虚弱、肝气旺盛等中焦的疾病，关部脉多见浮；大小便不通利等下焦的疾病，尺部脉多见浮。

【按语】

浮脉是出现在肌肉浅层的脉象，手指不需用力便可摸到，即所谓"从肉上行"，所谓"举之有余"。至于"如捻葱叶"，也只是从浮脉的"轻平"样子来说的，并不是形容脉的空虚，所以黎民寿在《决脉精要》里说："如捻葱叶，则混于芤脉矣。"后世医家也多用"葱叶"来形容芤脉，不用以形容浮脉，因葱叶中空，形容血少脉空，比较近似，如形容脉的轻按有余、重按无力，反而不足以说明了。临床诊察浮脉，最主要的是从"有力"和"无力"来分辨，有力的多为风、寒、痰、热等病邪的脉象，无力的则属气血虚损的多。

二、沉

　　沉脉，重手按至筋骨乃得。（《脉经》）如绵裹砂，内刚外柔；（杨氏）如石投水，必极其底。

　　诊察沉脉，必须加重手指的力量直按到筋骨之间才能触得到它的搏动。沉脉的脉象，有如绵絮裹砂，外表好像柔和，里面却是刚劲有力。因为沉脉是出现在较深的部位，就像投入水里的石子一样，必须摸到水底，才能摸到。

【体状诗】

　　水行润下脉来沉，筋骨之间软滑匀；女子寸兮男子尺（"兮"音"希"，古汉语助词，相当于现代的"啊""呀"等），四时如此号为平。

　　水的本性总是湿润下走的，沉脉也如水性下走，总是出现于肌肉的深在的筋骨之间。沉脉的搏动，以软滑均匀为正常，在女子的寸部，或男子的尺部，只要一年四季的搏动都是这样，便算是平和的正常脉象。男子以阳为主，寸脉属阳，所以常比尺脉旺；女子以阴为主，尺脉属阴，所以常比寸脉旺。因此，男子的尺脉多沉，女子的寸脉多沉。

【相类诗】

沉帮筋骨自调匀，伏则推筋着骨寻；沉细如绵真弱脉，弦长实大是牢形。

一般的沉脉，都是靠近筋骨之间，软滑而均匀地跳动着的。如果比一般的沉脉还深在，必须是手指用力地推移筋骨才能摸到，这是伏脉；如果脉沉而细软如绵，这是弱脉；如果脉沉而弦大有力，这又是牢脉了。

【主病诗】

沉潜水畜阴经病（"畜"与"蓄"同），数热迟寒滑有痰；无力而沉虚与气，沉而有力积并寒。

阴经水气盛，甚至水饮潴留的病变多见沉的脉象。假使脉沉而数，为内有热邪；脉沉而迟，为内有寒邪；脉沉而滑，为内有痰饮；脉沉而无力，为阳虚气陷；脉沉而有力，为积滞、寒凝。

【分部诗】

寸沉痰郁水停胸，关主中寒痛不通；尺部浊遗并泄痢，肾虚腰及下元痌（"痌"音"通"，是疼痛之意）。

沉脉分见于三部，也各有所主。寸部脉沉，常见于胸膈间的痰郁、水停诸证；关部脉沉，常见于中焦寒凝不通而引起的疼痛诸症；尺部脉沉，常见于白浊、遗尿、泄泻、痢疾，以及下焦元阳亏损的肾虚腰痛等症。

【按语】

沉脉与浮脉相反，指力太轻就摸不到。脉沉而软滑均匀，便算正常。临床辨别沉脉，主要是从"有力""无力"来分虚实。脉沉而有力，多为实证，如寒凝、气滞、积聚、水饮等；脉沉而无力，多为虚证，如阳虚、气少等。

三、迟

迟脉，一息三至，去来极慢。(《脉经》)

一呼一吸，叫作一息。在一息的时间内，脉的搏动仅有三至，说明这样的脉搏起落过程是极其缓慢的，所以叫作迟脉。

【体状诗】

迟来一息至惟三，阳不胜阴气血寒；但把浮沉分表里，消阴须益火之原。

迟脉的搏动，在一呼一吸之间仅有三次，之所以搏动得这样迟缓，主要是由于阳气衰弱，敌不过阴寒邪气，或者是气血不足的虚寒病变所造成。同是迟脉，还须从浮、沉两个方面来进行分析。脉浮而迟，是寒邪在表；脉沉而迟，为寒邪在里。要想消除这种阳虚阴盛的病变，必须首先把阳气旺盛起来才是根本的治疗，这就是"益火之原"的意思。

【相类诗】

脉来三至号为迟，小快于迟作缓持（"持"在这里作"看待"解释），迟细而难知是涩，浮而迟大以虚推。

脉来一息三至，叫作迟脉。如果比迟脉稍微快一点（一息四至），便是缓脉；如果迟脉还显得细小无力，并有一种滞涩而不流利（即"难"之意）的感觉，这是涩脉；如果迟脉且显得浮大而软，就应理解（即"推"之意）为虚脉了。前人所谓"浮大迟软，四合为虚"，就是这个道理。

【主病诗】

迟司脏病或多痰，沉痼癥瘕仔细看；有力而迟为冷痛，迟而无力定虚寒。

迟脉的出现，一般都属于脏气方面所发生的病变。例如脾阳虚，痰湿盛，就往往会见到迟脉；至于沉寒痼疾的癥瘕、积聚等，也能见到迟脉。但再经仔细观察，若是迟而有力，常见于积寒疼痛的里寒实证；若是迟而无力，则多为阳气亏损的虚寒证。

【分部诗】

寸迟必是上焦寒，关主中寒痛不堪；尺是肾虚腰脚重，溲便不禁疝牵丸。

"寸"主上焦，心胸部寒邪凝滞，两寸多见迟脉。"关"主中焦，如属积冷伤脾的癥结、挛筋等寒痛证，两关多见迟脉。"尺"主下焦，凡是肾虚火衰，腰脚重痛，溲便不禁，睾丸疝痛等，两尺多见迟脉。

【按语】

辨别迟脉的要点，在于脉搏的至数，"脉来三至号为迟"，这是极明确的。大体说来，沉脉与迟脉的病变颇有相似之处，但沉脉最主要的病变是阴邪内积或阳气被遏，所以在治疗上还有宜攻、宜散的不同方法。至于迟脉，主要是阳虚阴盛，大多都适合用温补的方法，"消阴须益火之原"，就是一种温补阳气的治法。

四、数

数脉，一息六至，(《脉经》) 脉流薄疾（"薄"这里作"迫近"解释）。(《素问》)

一呼一吸，脉来六至，说明脉搏动的速度是极快的，所以叫作数。这是因为血脉中的脉气流动迫急的缘故。

【体状诗】

数脉息间常六至，阴微阳盛必狂烦；浮沉表里分虚实，惟有儿童作吉看。

一息之间，脉搏跳动六次，便叫作数脉。这是由于阳热亢盛、阴液亏损的病变所造成的。临床上常见到有这样的病人：烦躁不安，神志不清，甚至发狂，其脉象就往往见数。脉浮而数，多为表热；脉沉而数，多为里热；数而有力，多为实热；数而无力，多为虚热。因此，数脉总是属于有热的脉象，惟有儿童的脉搏一般都比成年人快，一息六至恰好是正常的，不能当作有热的脉象看待。

【相类诗】

数比平人多一至，紧来如数似弹绳；数而时止名为促，数见关中动脉形。

平常人的脉搏，一呼一吸总是在四或五至之间，如果多加一至以上，便是数脉了。数脉还当与紧、促、动三种脉象仔细分辨：凡是脉搏来势紧急，好像绞转的绳索，而左右弹动不已，但至数却不到显明的六至，这是紧脉；如果脉数而有歇止的，这是促脉；若脉数而独显于关部，这是动脉。

【主病诗】

数脉为阳热可知，只将君相火来医；实宜凉泻虚温补，肺病秋深却畏之。

脉搏之所以见数，主要是由于阳气亢进，火热太盛，燔灼了阴液的缘故。但是，火热既有属心、属肾的不同，更有属虚、属实的区分。实火脉来数大有力，虚火脉来细无力；实火宜凉宜泻，虚火当温当补。这是分辨数脉最基本的原则。至于肺病伤阴的人，在秋季最忌见到数脉。因古人以肺气属秋，秋深的天气干燥，对肺病伤阴之人是不利的，如再见数脉，说明火热内盛，燔灼肺阴，治疗就更加困难了。

【分部诗】

寸数咽喉口舌疮，吐红咳嗽肺生疡；当关胃火并肝火，尺属滋阴降火汤。

左寸脉数，是上焦的心火上炎，多见于咽喉肿痛、口舌生疮。右寸脉数，是上焦肺中有燥热，多见于咳嗽吐血、肺中脓疡。如果左关脉数，多为肝火上炎；右关脉数，常常是胃火内盛。假使两手尺脉都见数，则是下焦火热燔灼，急宜用滋阴降火一类的治疗方法，以保护阴精。滋阴降火汤有好几个，都是以生熟地黄、知母、黄柏为主药，可参考《审视瑶函》《沈氏尊生书》。

【按语】

一息脉来六至，叫作数脉，是属于阳热亢盛的脉象。但在临床时，还须从浮、沉、虚、实四个方面来分辨。脉浮而数，多为热邪在表；脉沉而数，多为热邪在里；数而有力，这是实热证；数而无力，这是虚热证；数大而软，常属阳虚；数小而细弱，常属阴虚。这样就基本掌握了分辨数脉的要领了。

五、滑

滑脉，往来前却（"却"本为"退"之意，这里作"后"解释），流利展转，替替然如珠之应指（"替替"这里作形容词用，意思是"持续不断的"），（《脉经》）漉漉如欲脱（"漉"音"鹿"，原是水慢慢地渗下的意思，这里作"水流动"解）。

滑脉的搏动，一往一来，一前一后，都是极其流利的，令人有一种反复旋转、圆活自如的感觉。滑脉的搏动，是很流利地持续不断地旋转着，很像一颗圆滑的珠子在指下转动一般；同时又有些像水的流动，总是一往无前地（即"欲脱"之意）流着。

【体状相类诗】

滑脉如珠替替然，往来流利却还前；莫将滑数为同类，数脉惟看至数间。

滑脉的体象好比圆珠似的，一往一来，一前一后，总是持续不断地、极其流利地搏动着。临床时切不要把滑脉

与数脉混同起来，因数脉显然是至数的增加，而滑脉只是
搏动的流利而已。

【主病诗】

滑脉为阳元气衰，痰生百病食生灾；上为吐逆下畜血
（"畜"与"蓄"同），女脉调时定有胎。

滑脉本为阳气有余的脉象，但亦有元气衰少，不能摄
持肝肾之火，以致血分有热，而脉见滑象的。痰饮内盛、
风痰上壅、饮食停滞诸种病变，或者上逆而为呕吐，或者
下瘀而成蓄血，亦往往出现滑脉。惟有妇女经停无病而见
滑脉的，多是受胎的脉象。

【分部诗】

寸滑膈痰生呕吐，吞酸舌强或咳嗽；当关宿食肝脾热，
渴痢癫淋看尺部（"癫"音"颓"，同"㿗"，"癫疝"即"㿗疝"，
其症状见前"四言诀"部分）。

胸膈间痰饮内盛，心阳和肺气都不能下降，以致发生
呕吐、吞酸、舌强、咳嗽等症的，寸部脉多见滑。肝热脾
困，宿食不消，关部脉多见滑。肾或膀胱、大小肠有湿热，
而为消渴、痢疾、癫疝、淋病等，尺部脉多见滑。

【按语】

诊察滑脉,除了有"如珠圆活"的特点而外,指下搏动往往有力,一般都属于阳气盛,稍有热的脉象。"主病"中却说"滑脉为阳元气衰",既以滑为阳脉,又主元气衰,这是自相矛盾的说法。除了由于气虚不摄肝肾之火以致血热脉滑而外,元气衰的人是不可能出现滑脉的。正如张石顽所说:"气虚则鼓动之力先微,脉何由而滑?"这话颇有道理。

六、涩

涩脉，细而迟，往来难，短且散，或一止复来，(《脉经》)参伍不调，(《素问》)如轻刀刮竹，(《脉诀》)如雨沾沙，(通真子)如病蚕食叶。

涩脉的体象，细小而短；涩脉的搏动，往来迟滞，极不流利；甚至还三五不匀。前人诊察涩脉有多种比方：有的比作"轻刀刮竹"，这是形容滞涩不前的感觉；有的比作"如雨沾沙"，这是形容涩而不流的感觉；有的比作"病蚕食叶"，这是形容迟缓艰涩的感觉。

【体状诗】

细迟短涩往来难，散止依稀应指间；如雨沾沙容易散，病蚕食叶慢而艰。

脉象细小而短，往来搏动又极迟滞而不流利（即"难"之意），这就是涩脉。指下触到它，与散脉和歇止脉相仿佛（即"依稀"之意），但它既不是漫无根蒂的散脉，又不曾间歇（即"止"之意），只是有些"如雨沾沙"和"病蚕食叶"的样子，是极其迟慢而不流利的。"容易散"，即指细雨沾着沙土被吸收后很容易分散，这是说明脉气散漫不聚的意思。

【相类诗】

参伍不调名曰涩，轻刀刮竹短而难；微似秒芒微软甚（"秒芒"即"禾芒"之意），浮沉不别有无间。

涩脉的搏动是迟滞而三五不调匀的，同时还有如"轻刀刮竹"的样子，极其短涩，毫不爽利。至于微脉和涩脉便大不一样。微脉非常软弱，有如禾芒般地微细，无论在浮部或沉部，都似有似无的摸不清楚。

【主病诗】

涩缘血少或伤精，反胃亡阳汗雨淋；寒湿入营为血痹，女人非孕即无经。

造成涩脉的主要原因，总是由于营血虚少、精液损伤的结果。所以严重的反胃以及大汗伤津亡阳以后，往往能见到涩脉。也有寒湿邪气入于营分，血行阻滞难通，如血痹一类的病症，脉象也常见涩。如妇女有孕而见涩脉，便为血不足以养胎；无孕而见涩脉，则为精血枯竭，难以受孕。

【分部诗】

寸涩心虚痛对胸，胃虚胁胀察关中；尺为精血俱伤候，肠结溲淋或下红。

心血虚损而见胸部疼痛的，寸脉多见涩。脾胃虚弱，而两胁气滞胀满的，关脉多见涩。下焦精血两伤而见肠结便秘、小便淋沥、肠风下血等症的，尺脉多见涩。

【按语】

脉来细迟而不流利，便叫作涩，主血虚精伤不能濡润经脉的病变。惟"一止复来"，这是结脉的特征，涩脉不可能有这种现象；漫无根蒂的叫作散脉，涩脉也绝不同于无根之脉。因此，前面"……散，一止复来"两句，没有意义。《诊家正眼》中说："涩脉往来迟难，有类乎止而实非止；浮多沉少，有类乎散而实非散。"这是符合实际情况的。

七、虚

虚脉，迟大而软，按之无力，隐指豁豁然空。(《脉经》)

脉来浮大而软，搏动迟缓，稍加重按，便全然无力，在指下仅有一种隐隐蠕动，豁然空虚的感觉，这就是"虚脉"。

【体状相类诗】

举之迟大按之松，脉状无涯类谷空；莫把芤虚为一例，芤来浮大似慈葱（"慈葱"，食用葱的一种，以其茎叶柔软香美而得名）。

诊察虚脉，用指轻按，觉得大而迟缓；稍加重按，更显得松软无力，甚至还有一种极度空虚的感觉。虚脉和芤脉都有浮大的现象，但两种脉象毕竟不同，不能混为一谈。虚脉，愈加重按，愈是显得软弱；芤脉，于浮大之中，却似慈葱那样的边实中空。

【主病诗】

脉虚身热为伤暑，自汗怔忡惊悸多；发热阴虚须早治，

养营益气莫蹉跎（"蹉跎"音"搓陀"，把岁月白白耽误了之意，这里可作"失时"解释）。

虚脉的出现，总是由于正气亏损所致。例如卫气不固的自汗症，心虚血少的怔忡症，心神虚怯的惊悸症，无一不是因为正气先亏而成，所以都常见到虚脉。外伤暑邪的身热，因元气先伤而见虚脉，故当益气以清暑；阴虚于内的发热，因阴不足以养阳，只宜养阴以退热。总之，血虚当养营，气虚宜益气，就不会有什么差失。

【分部诗】

血不荣心寸口虚，关中腹胀食难舒；骨蒸痿痹伤精血，却在神门两部居。

心在上焦，血虚心失所养的时候，寸口脉多见虚；脾胃在中焦，如果气虚不能运化，而见腹胀食滞等症，关脉多见虚；两肾均在下焦，如果精血亏损，而见骨蒸劳热痿痹等症，两手尺脉多见虚。神门，即尺脉的别名，来源于王叔和的《脉经》，与掌后兑骨之端的神门穴不同。

【按语】

辨别虚脉，总以虚大而软为要点，无论中取、重按都是软弱无力的。所谓虚，不外乎阴、阳、气、血几个方面。

阴虚脉，虚而数；阳虚脉，虚而迟；气虚脉，沉而虚；血虚脉，浮而虚。这样就抓住辨别虚脉的要领了。

八、实

实脉，浮沉皆得，脉大而长，应指幅幅然。(《脉经》)

实脉无论在浮部或沉部都可以出现，脉来大而且长，略带弦象。实脉的搏动，在指下颇有一种坚实的感觉。

【体状诗】

浮沉皆得大而长，应指无虚幅幅强；热蕴三焦成壮火("壮火"是火热强盛的意思)，通肠发汗始安康。

实脉的形状，无论在浮部轻取，或是重按到沉部，都有大而且长的体态，并感觉到坚实而强劲有力。其所以出现这种实脉，无不由于三焦的邪热蕴积过甚所致。如热邪在表，可用辛凉发汗以解热；热邪在里，可用苦寒泻下以清热。邪去正安，才能恢复健康。

【相类诗】

实脉浮沉有力强，紧如弹索转无常；须知牢脉帮筋骨，实大微弦更带长。

实脉的搏动无论在浮部或沉部都是强劲而有力的,因此必须与紧脉和牢脉相区别。紧脉的主要特征是,脉来紧急,好像绞转绳索,有频繁的左右弹动的感觉,实脉是没有这种情况;牢脉,虽然也是实大微弦而长,但它仅是在筋骨之间的沉部才能出现,却不会像实脉那样可以见之于浮部。

【主病诗】

实脉为阳火郁成,发狂谵语吐频频("谵"音"粘","谵语"即说胡话);或如阳毒或伤食,大便不通或气疼。

实脉的出现,总是由于阳热邪盛、郁积不散的病变所造成的,所以在临床上伴有发狂、谵语、呕吐、阳毒、伤食、便秘、气痛等症。只要是因于热邪郁积而来的,一般都可以见到实脉。

【分部诗】

寸实应知面热风,咽疼舌强气填胸;当关脾热中宫满("中宫"即指"脾胃"),尺实腰肠痛不通。

风热盛于上焦,而见头面发热,或咽喉疼痛,或舌根强直，或胸膈气满等症的，寸部多见脉实。热邪盛于中焦，因脾胃热滞而见腹胀满等症的，关部多见脉实。下焦实热壅盛，而见腰痛、腹痛、便秘等症的，则尺部脉多见实。

【按语】

脉在浮、中、沉三部都见到大而且长，搏动亦坚实有力，便是实脉。凡大热、大积、大聚，都可能出现，但多因热邪太盛所致。

九、长

长脉，不大不小，迢迢自若（"迢迢"音"条条"，长远的意思；"自若"是安定的意思）。（朱氏）如揭长竿末梢，为平；如引绳，如循长竿，为病。（《素问》）

长脉，不大不小，它的搏动虽长而具有一种柔和安定的状态，即所谓"如揭（手持）长竿末梢"，以比喻脉象柔软的感觉，这是正常的长脉。如果脉来"如引绳"，就像拉直的绳索那样，毫无柔和气象；或者像顺着摸抚长竿那样的，感到硬直，便都是属于病变的长脉。

【体状相类诗】

过于本位脉名长，弦则非然但满张；弦脉与长争较远，良工尺度自能量。

长脉的出现，往往是超越了寸、尺的部位，但它却没有弦脉那样充分紧张（即"满张"之意）的感觉。怎样认识弦脉和长脉的差别？只要掌握了两脉各自不同的特点，自然就心中有数，能够比较出来了。

【主病诗】

长脉迢迢大小匀，反常为病似牵绳；若非阳毒癫痫病，即是阳明热势深。

正常的长脉，脉来大小均匀，柔和条达；如果一反常态，脉来像牵引绳索般紧张，便为病象。诸如血热的阳毒，风痰的癫痫，以及阳明（主要指胃、大肠）的里热炽盛等病，都可见到这种长脉。

【按语】

长脉有正常脉与病脉的区分。正常的长脉，不仅其长度超过寸、尺部位，它的搏动也具有一种柔和的气象，这是正气旺盛之象。如脉长而紧张度高，多为阳热炽盛的反映，其紧张度虽与弦脉近似，但弦脉却没有长过寸、尺部位的。

十、短

短脉，不及本位，(《脉诀》) 应指而回，不能满部。(《脉经》)

短脉与长脉相反，它在寸、尺部位，都表现为不满足，或者是寸部不满足，或者是尺部不满足。它的搏动也非常短暂，刚一应指，便立即回避开了。

【体状相类诗】

两头缩缩名为短，涩短迟迟细且难；短涩而沉肺肾病（此句原作"短涩而浮秋喜见"），或因气寒或因痰（此句原作"三春为贼有邪干"）。

短脉出现在寸、尺部位，总是令人有一种不满足而短缩的感觉，不是短缩于寸部，就是短缩于尺部。但是它和涩脉比较起来还不一样，涩脉虽也显得短，但脉体细弱，搏动迟缓而艰涩（即"难"之意）。肺主气，如果肺气虚损，不能统帅血的运行，势必脉沉而短。或者肾阳不足，气塞难通不能条畅百脉，或因痰滞、食积阻碍气道，脉都可见到短涩。

【主病诗】

短脉惟于尺寸寻，短而滑数酒伤神；浮为血涩沉为痞，寸主头疼尺腹疼。

短脉，只有在尺部和寸部这两个部位最好辨认。脉来现短，总是气血虚损的反映。尽管也有因伤于酒毒，或湿热内盛而见短脉的，但只在短脉之中兼见滑数而已。血少不充（即"涩"之意），多见浮而短；胸腹痞满，多见沉而短；阳气虚于上而头痛的，寸脉多见短；阳气虚于下而腹痛的，尺脉多见短。这是临床上常见的几种情况。

【按语】

形成短脉的主要原因，是由于气的不足，不能条畅血行所致。正因为气不充于脉，当其搏动之初，似乎应指有力，但它既不满部，而往来又显得非常短促。临床上气虚血少的人最易见到短脉。

十一、洪

洪脉，指下极大，(《脉经》) 来盛去衰，(《素问》) 来大去长。(通真子)

洪脉的形体在指下的感觉是极其粗大的，它的搏动，不仅来的时候显得势极充盛，即去的时候也是缓缓减弱，要在较长的时间内才能消逝，这就叫作"去衰"。

【体状诗】

脉来洪盛去还衰，满指滔滔应夏时；若在春秋冬月分，升阳散火莫狐疑。

洪脉的搏动，不仅来势极其充盛，去势亦是渐次减弱的，当在指下触到的时候，总有一种极其盛大的感觉，这见于夏令是合乎时令的。若在春、秋、冬几个季节里出现洪脉，乃是阳热亢盛的病变。如果是因于寒邪遏抑阳气，火热内郁，还当用"升阳散火"的方法进行治疗，这是不用犹豫（即"狐疑"之意）的。

【相类诗】

洪脉来时拍拍然（"拍拍然"形容有劲），去衰来盛似波澜；欲知实脉参差处，举按弦长愊愊坚。

洪脉的搏动，在指下一来一往很有劲的，这样"来盛去衰"的搏动，好比壮阔的波澜一般，根脚极其阔大。洪脉与实脉有差别，因为实脉并没有阔大的根脚，只是无论轻举或重按都有弦长而坚硬的感觉罢了。

【主病诗】

脉洪阳盛血应虚，火热炎炎心病居（"火热"原作"相火"）；胀满胃翻须早治，阴虚泄痢可踌躇（"踌躇"音"仇除"，犹豫不定，这里可作"慎重考虑"解）。

脉来洪大，总属于阳热亢盛、阴血虚少的病变。尤其是在心火上炎的时候，脉多见洪。但也有虚和实的区分。如果胃热郁盛，胀满翻胃（即反胃、呕吐）而见脉洪的，多属实证，当及时清泻胃热。如果泄泻或下痢，反见洪脉的，这是阴津大伤、阳热犹亢的虚证，急宜养阴以清热，不能当作实证治。这虚、实之间最要慎重考虑。

【分部诗】

寸洪在左主心炎，右寸洪时肺不堪（"右寸"原作"肺脉"，"肺"原作"金"，因此处应言"分部"，故稍加调整）；肝火胃虚关内察，肾虚阴火尺中看。

当心火上炎的时候，常见咽干、喉痛、口疮痛肿，左寸脉多见洪；假使肺中火热炽盛，咳嗽、气喘、胸痛、咯血，右寸脉多见洪；若是肝阳亢盛，脾胃津伤，两关脉多见洪；肾精亏损，阴火不能潜藏时，两尺脉多见洪。总之，无论上、中、下三部，只要出现洪脉，多半是由于火热亢盛的病变。

【按语】

洪脉，又叫作大脉。它以脉体粗大、搏动有力为特征。所谓"拍拍然""似波澜"，就是阔大而有劲的描述。洪脉的出现，总是由于火热亢盛的病变，只是在阳盛、阴虚之间，属实、属虚之间，分辨个清楚就可以了。至于所谓"升阳散火"的疗法，仅是在寒邪遏郁阳气，脾胃升发之气不能外达的时候才可以应用，并不是一般治疗火热的方法。

十二、微

微脉，极细而软，按之如欲绝，若有若无，(《脉经》)
细而稍长。(戴氏)

微脉的脉体既极细而又极软，稍用力按，便有些像快
要断的细丝一样，这时脉的搏动是隐隐约约的、似有似无
的。所谓"细而稍长"，是说微脉虽然极其细弱，但还是隐
隐约约地在指下可以摸到，并不曾断绝。这个"长"字，
决不同于"长脉"。

【体状相类诗】

微脉轻微瀺瀺乎（"瀺瀺"音"谗谗"，原作"轻快"的形
容词，这里作"轻软无力"解），按之欲绝有如无；微为阳弱
细阴弱，细比于微略较粗。

微脉的搏动是极其轻软无力的，稍加重按，便显得似
有似无，细弱极了。辨识微脉，首先要与细脉相区别。微
脉在指下似有似无，模糊难辨；细脉则稍为大一些，显

而易见。微脉是由于阳气的衰竭，细脉是由于营血的
虚少。

【主病诗】

气血微兮脉亦微，恶寒发热汗淋漓；男为劳极诸虚候，
女作崩中带下医。

凡是气血两虚的，尤其阳气虚少的人，必然要出现
"微"的脉象。阳气虚弱，体表不固，便多见恶寒、发热、
汗出等表虚证。大凡男子的五劳、六极诸虚损证，以及妇
女的崩漏、带下等病，脉搏都往往见微，这就是由于气血
两虚的结果。

【分部诗】

寸微气促或心惊，关脉微时胀满形；尺部见之精血弱，
恶寒消瘅痛呻吟（"瘅"音"胆"，即黄病、劳病；"消瘅"即
"消渴"病，包括现代医学所称的"糖尿病"在内）。

肺气不足而喘促，心阳不敛而惊悸的病变，两手寸部
常见微脉。脾胃虚损不能运化而胀满时，两手关部多见微
脉。肾中元阳亏损而身寒、腹痛，精血虚竭而病消渴等，
两手尺部多见微脉。

【按语】

纤细柔弱，无力之极，按之不绝如缕，这叫作"微"。凡见微脉，总是气血两虚，尤其是气虚病变的反映。

十三、紧

紧脉，来往有力，左右弹人手，(《素问》)如转索无常，(仲景)数如切绳，(《脉经》)如纫箄线（"纫箄"音"认牌"，"纫"是"连缀"的意思，"箄"这里作"筏"解）。(丹溪)

紧脉的体状不仅来去都有力，更主要的是，它在指下搏动令人有一种左右旋绞而紧急的感觉，好像摸到无数次转动的绳索，又好像按切绳索，又好像摸到联缀竹木筏的绳索那样的紧急有劲。

【体状诗】

举如转索切如绳，脉象因之得紧名；总是寒邪来作寇，内为腹痛外身疼。

紧脉的出现，无论轻举还是重按，脉的搏动都像绳索绞转般的紧急有劲，这就是所以要叫作"紧"的意思。寒邪的特点为紧缩凝滞，故凡受到寒邪侵袭（即"寇"之意）而发生的病变，或气血凝滞而为腹痛，或经脉紧缩而为身疼，都有出现紧脉的可能。

【相类诗】

参见弦脉、实脉。

【主病诗】

紧为诸痛主于寒，喘咳风痫吐冷痰；浮紧表寒须发越，紧沉温散自然安。

凡是寒邪太盛而引起的疼痛诸症，脉搏多见"紧"象。另外，肺有寒邪而病喘咳，肝因寒郁而病风痫，脾受寒邪而吐冷痰等症，都可以见到紧脉。如果寒邪在表，脉多见浮紧，可用辛温方药以发散（即"越"之意）寒邪；寒邪在里，脉多见沉紧，可用辛热方药以温散里寒。这是治疗寒邪病变的基本大法。

【分部诗】

寸紧人迎气口分，当关心腹痛沉沉；尺中有紧为阴冷（阴冷：男子、女子外阴寒冷的病症），定是奔豚与疝疼（"豚"音"屯"，"奔豚"是因肾阳虚，寒气上冲的一种病，其主要症状为脐下悸动、气上冲咽喉、胸腹疼痛等）。

紧脉出现于寸部，有左和右的区分。左手寸部叫作"人迎"，右手寸部叫作"气口"。如果外感寒邪，左寸可以见到紧脉；内伤寒盛，右寸可以见到紧脉（参看《四言诀·部位与诊法》第二条）；中焦脾胃（即"心腹"部）寒湿凝滞而腹内作痛，两关部可以见到紧脉；下焦寒邪盛，而见阴冷、奔豚、疝痛等病的，两尺部可以见到紧脉。

【按语】

紧脉，是脉来紧急有力，一般属于寒邪盛的脉搏。假使是阳热为寒邪束缚的时候，也可见到紧数的脉象。

十四、缓

缓脉，去来小驶于迟（"驶"音"史"，是"马快跑"的意思），（《脉经》）一息四至，（戴氏）如丝在经，不卷其轴，应指和缓，往来甚匀，（张太素）如初春杨柳舞风之象，（杨玄操）如微风轻飐柳梢（"飐"音"展"，是"风吹浪动"的意思）。（滑伯仁）

缓脉的来去搏动，只是比迟脉稍快一点，一呼一吸刚好四至。缓脉搏动的体态很像排列在织机上还没有把机轴转紧时的经线，在指下极和缓而均匀地搏动着，没有丝毫的紧张感觉。"初春杨柳"和"柳梢"都是用以形容脉象的柔和，"舞风"和"微风轻飐"是在形容脉搏搏动的和缓。

【体状诗】

缓脉阿阿四至通（"阿阿"是对舒缓状态的一种修饰），柳梢袅袅飐轻风（"袅袅"音"鸟鸟"，是对柔软的东西随风摆动的一种修饰）；欲从脉里求神气，只在从容和缓中。

缓脉的体象总是舒缓而均匀的，一呼一吸刚好四至。缓脉的搏动好像在春风里摇曳不停的柳梢，表现出一种轻盈柔软的姿态。不管什么脉象，只要是具有从容和缓气象便是神气的反映，缓脉本身就是神气充足的反映，也就是正常的和缓脉象。

【相类诗】

参见迟脉。

【主病诗】

缓脉营衰卫有余，或风或湿或脾虚；上为项强下痿痹，分别浮沉大小区。

在"体状"里讨论的缓脉，是属于正常的和缓脉象，并不是病脉。由于病变所出现的缓脉，绝不是从容和缓，而另有种种不同的缓脉出现。如：风邪在表，营气不足，卫气有余，便多见脉来浮缓；湿滞经络，脉来沉缓；脾胃虚弱，脉来迟缓而细；风湿在上而见颈项强直等症，脉多见浮缓有力；风湿在下而见痿痹等症，脉多见沉缓有力。总之，分辨各种不同病态的缓脉，必须参合浮、沉、大、小各个方面的情况来加以具体区分。

【分部诗】

寸缓风邪项背拘，关为风眩胃家虚；神门濡泄或风秘（"濡"音"如"，"泄"指泻下如水清浊不分；"风秘"是指风热内动，以致津液燥涩引起的便秘），或是蹒跚足力迂（"蹒跚"音"盘山"，走路一瘸一拐的样子）。

外伤风邪，项背拘急的，寸部脉多浮缓；风动头眩，左关脉常缓纵有力；胃气虚弱，右关脉多见迟缓无力；脾肾阳虚而濡泻，尺脉往往迟缓；津液燥涩而风秘，尺脉多缓中带涩；气虚湿滞，两足蹒跚无力，行动缓慢，尺脉便迟缓而弱。

【按语】

脉来从容和缓，这是健康人的正常脉。病变的缓脉，必兼见其他脉象，如浮缓、迟缓之类，这是分辨缓脉的要领。正常的从容和缓之脉是脉有神气的表现，各种脉带有几分缓象，就算是有神气的脉搏，说明人的正气尚在。在中医学的传统概念中，脉之所以有神气，主要是由于胃气不衰和肾气充沛的结果。

十五、芤

芤脉，浮大而软，按之中央空，两边实，（《脉经》）中空外实，状如慈葱。

所谓芤脉，轻取之，觉其浮大而柔软，稍加重按便觉得脉管空虚似的。由于这种外实内空的体态很像慈葱，"芤"为葱的别名，故叫作芤脉。

【体状诗】

芤形浮大软如葱，边实须知内已空；火犯阳经血上溢，热侵阴络下流红。

芤脉多在浮部出现，它的体状豁大而虚软，好像慈葱似的，所以手指接触到脉管的外边虽有实在的感觉，但脉管里面却是比较空虚的。为什么会见到这"外实内虚"的芤脉呢？一般都是因出血过多而引起。例如火邪侵犯阳经的经脉（三阳经络），而引起大量的吐血、呕血、鼻血之后，或者火热邪气侵犯了阴经的络脉（三阴经络），而引起便血、血崩之后，往往都会出现这样的芤脉。

【相类诗】

中空旁实乃为芤，浮大而迟虚脉呼；芤更带弦名曰革，芤为失血革血虚。

中间空虚，四周（即"旁"之意）实在，这是芤脉的特征所在。诊察芤脉的同时，还应当与虚脉和革脉仔细分辨。芤脉和虚脉都有浮大的共同点，但芤脉是浮大而软，虚脉是浮大而迟，这是大不相同的。芤脉和革脉都有外实内空的共同点，但芤脉是外实而软，革脉的外实却带有弦象，这又是大不相同的。芤脉往往是在大失血以后出现，革脉则见于一般亡血失精的虚寒病证。

【主病诗】

寸芤失血病心忡（"失血病心忡"原作"积血在于胸"，因与芤脉病变不符，故改），关里逢芤呕吐红（"呕吐红"原作"肠胃痛"，因与芤脉病变不符，故改）；尺部见之多下血，赤淋红痢漏崩中（"赤淋"即"血淋"，尿中有血）。

失血以后，血不足以荣养心脏，以致心悸、怔忡的时候，寸脉常见芤。如果是从胃中大量呕吐脓血（即"吐红"之意）以后，关脉必多见芤。假使尺部出现芤脉，往往是血淋、红痢、便血、血崩、漏经等大量失血的结果。

【按语】

芤脉，外实内虚，软如葱管，又多见于浮部，这是辨认的要点。芤脉一般见于大失血之后，不见于未出血之先。

十六、弦

弦脉，端直以长，(《素问》) 如张弓弦，(《脉经》) 按之不移，绰绰如按琴瑟弦，(《巢氏》) 状若筝弦，(《脉诀》) 从中直过，挺然指下 ("挺"是"直"的意思)。(《刊误》)

弦脉有两个特点：一是具有挺直而长的体象，并极稳重地搏动，而不会轻易地变换；所谓"端直以长""按之不移""从中直过，挺然指下"，都是关于这方面的描述。二是张力较大，所谓"如张弓弦""绰绰如按琴瑟弦""状若筝弦"，都是在描述弦脉的弛张力；即以琴弦为例，两端绷紧以后，便显得整个弦的紧张度大大增加了，这种紧张的力量，便叫作"弛张力"。

【体状诗】

弦脉迢迢端直长，肝经木旺土应伤；怒气满胸常欲叫，翳蒙瞳子泪淋浪 ("淋浪"是对"流泪"的一种描述)。

弦脉出现指下，令人有种长而挺直的感觉。脉之所以见弦，主要是由于肝气亢盛造成的。亢盛的肝气不断上逆，势必影响脾胃的消化。肝气郁滞，最易使病人胸胁胀满，情绪极不平静，随时都想大叫一声，使胸部得到宽舒。如果肝亢不已，化为风热，更会现两眼生翳、迎风流泪等症。

【相类诗】

弦来端直似丝弦，紧则如绳左右弹；紧言其力弦言象，牢脉弦长沉伏间。

弦脉的特点就是长而挺直，很像摸着琴上的丝弦一般。弦脉与紧脉、牢脉有很大区别。例如弦脉和紧脉同样有一定的紧张感，但紧脉紧如绞绳而有力，弦脉只是紧中带有挺直的形象而已；弦脉和牢脉同样有弦长的体象，但牢脉只能在沉伏之间出现，弦脉便不一定见于沉部，更没见在伏部的。

【主病诗】

肝胆脉弦阴阳分（此句原作"弦应东方肝胆经"），饮痰寒热疟缠身；浮沉迟数须分别，大小单双有重轻。

肝和胆发生病变，脉来多见弦象。无论阳邪为病还是阴邪为病，都可以见到弦脉。不过阳邪为病，多是弦大兼滑；阴邪为病，多是弦紧兼细。例如饮证、痰证、寒热往来、疟疾等病变，脉也往往见弦，只是要在浮、沉、迟、数之间仔细地去分辨。例如：支饮（症见咳嗽、喘息、气短、浮肿）脉见浮弦，悬饮（症见咳嗽、胸胁痛、胁下有蓄水）脉多沉弦；热盛脉来弦数，寒盛脉来弦迟；虚证脉多弦大，拘急（手足拘挛强直不能伸屈）脉见弦小；饮癖（症见口吐涎沫清水、胁腹有积块、嗳酸、嘈杂、胁痛、饮食减退）常见单手脉弦，寒疝（症见腹痛、泄泻、寒气上冲、手足逆冷、疝痛等）常见双手脉弦；病轻脉来弦软，病重脉来弦硬。

【分部诗】

寸弦头痛膈多痰，寒热癥瘕察左关；关右胃寒胸腹痛，尺中阴疝脚拘挛。

凡痰滞胸膈以及头痛等症，因其病在上焦，寸脉多见弦。寒热往来、癥瘕等病，多属肝胆经的病变，左关脉可见弦；如果寒邪盛于脾胃，腹中疼痛，右关脉往往见弦。如阴疝（睾丸痛引少腹症）、两脚拘挛，为肝肾虚寒的病变，两尺脉多见弦。

【按语】

脉来长而挺直和张力较大的，便是"弦脉"。凡肝病、痛症、饮症多见到这样的脉象,是临床上最常见的脉象之一,多为寒热邪气夹杂而成,尤其是寒证最多见。

十七、革

革脉，弦而芤，（仲景）如按鼓皮。（丹溪）

脉来弦急而中空，好像按着鼓皮似的，这就是革脉。

【体状主病诗】

革脉形如按鼓皮，芤弦相合脉寒虚；女人半产并崩漏（"半产"即"小产"），男子营虚或梦遗（"梦遗"，有梦称"遗精"，无梦称"滑精"）。

革脉的体状，指下很像按着鼓皮似的，轻取坚急，重按便觉得脉体空虚。因而也可以说，革脉实际就是芤脉和弦脉的复合出现，是因精血内虚又感寒邪所造成的。大凡妇女小产、血崩、漏经，男子营气虚损、遗精等病，多半都可以见到这个虚寒性的革脉。

【相类诗】

参见芤脉、牢脉。

【按语】

革脉，浮取弦急，重按中空，所以才有如按鼓皮的描述。

十八、牢

牢脉，似沉似伏，实大而长，微弦。(《脉经》)

牢脉在极沉的部位出现，颇近于伏脉的部位了。牢脉的体状不仅实大而长，还带有弦急的样子，因而牢脉颇具深在而坚实的意义。

【体状相类诗】

弦长实大脉牢坚，牢位常居沉伏间。革脉芤弦自浮起，革虚牢实要详看。

牢脉具有弦、长、实、大的体象和坚实深在的意义，所以它出现的部位总是比沉脉还深在而近于伏脉了。

诊察牢脉最要与革脉分辨清楚。革脉是在浮部出现，体状是弦而芤；牢脉是在极沉的部位出现，形状是实大而长，微弦。革脉多见于大虚证，牢脉常见于大实证。在这浮、沉、虚、实之间，是有很大的区分的。

【主病诗】

寒则牢坚里有余，腹心寒痛肝乘脾（"肝"原作"木"）；
疝癫癥瘕何愁也，失血阴虚却忌之。

凡是沉寒里实，属于邪气有余的病变而见心腹寒痛，
以及肝气郁积、脾呆不运等病证时，都可能出现牢脉。一
般地说，凡是疝、癫、癥、瘕一类的积聚病出现牢脉，因
实证现实脉，脉证相合，从这一点来说，一时还可不发愁；
如果失血阴虚一类的大虚证出现牢脉，这是虚证现实脉，
脉证相反，是正气大伤、邪气犹盛的征象，临床时应引起
注意，防其骤变。

【按语】

牢脉以极沉而弦实为特征，是阴寒凝积病变的反映，
主要为邪气有余的脉象，多属于里实证。

十九、濡

濡脉（"濡"这里应读作"软"，义同），极软而浮，细如帛在水中，轻手相得，按之无有，（《脉经》）如水上浮沤（"沤"音"欧"，是"水泡"的意思）。

濡脉在浮部出现，极其细软无力，好像绵絮或水泡漂浮在水面上一样，只能用手轻轻地接触它，如果稍微重按便摸不着了。

【体状诗】

濡形浮细按须轻，水面浮绵力不禁（"禁"音"巾"，这里作"胜任"解）；病后产中犹有药，平人若见是无根（"无根"与"有根"相对：轻取重按，都能摸到的脉象，而且脉力平缓的，叫"有根"；轻取有，重按无，便叫"无根"）。

濡脉的体状，浮细无力，极其软弱，必须轻手细审，才能触到它，真好像漂浮在水面的绵絮一样，稍微重一点的力量就不能胜任了。大病之后或是妇人生产之后见到这样的濡脉，是气血损伤还没有复元的证候，但因虚证现虚脉，脉证相合，从这一点来说，虚能受补还是比较容易治疗的。假使濡脉出现在平常人身上，尽管没有什么大病，也应该注意到这是"无根之脉"，是脾肾两虚的征象，必须及时防治，才无后患。

【相类诗】

浮而柔细知为濡，沉细而柔作弱持。微则浮微如欲绝，细来沉细近于微。

濡脉体象的主要特征是浮而细柔，必须与"弱""微""细"三种脉象进行区分。弱脉的细柔颇与濡脉类似，但濡脉是在浮部出现，而弱脉却是在沉部才能见到；微脉的浮而微细亦与濡脉近似，但濡脉重按则无，微脉重按只是不绝如缕；细脉与濡脉都极微细，但细脉也多出现在沉部，虽极细仍同微脉的不绝如缕，决不如濡脉的重按便没有了。

【主病诗】

濡为亡血阴虚病，髓海丹田暗已亏（"髓海"即"脑"，髓海空虚，为阴精虚损病之一，其主症为脑转耳鸣、胫酸、眩冒、目不能视、全身困乏等；"丹田"在脐下三寸，男子精室、女子胞宫的精气都和丹田相通，丹田不足，则男子精亏、女子宫冷）；汗雨夜来蒸入骨，血山崩倒湿侵脾。

濡脉主要见于营血亏损、阴精虚极的病症。例如：髓海空虚、丹田不足、阴虚盗汗（即"汗雨夜来"之意）、骨蒸烦热、妇女血崩、脾湿濡泻等，往往可以见到濡脉。

【分部诗】

寸濡阳微自汗多，关中其奈气虚何；尺伤精血虚寒甚，温补真阴可起疴（"疴"音"科"，是病之意，"沉疴"即"久病"）。

阳气微弱，表虚不固，以致汗出不止的，寸部可见到濡脉。脾胃虚弱，中气不足的，关部可见到濡脉。至于下焦虚寒，精血两伤，两尺部出现濡脉的，宜用甘温大剂，峻补真阴，才能治愈久病。

【按语】

脉来浮而细软，重按则无，便是濡脉。主要是由于精血亏损或脾虚不能制湿所致。

二十、弱

弱脉，极软而沉细，按之乃得，举手无有。(《脉经》)

弱脉，沉细而极其软弱，须用力重按才可能接触到，若仅在浮部轻取，是摸不着它的。

【体状诗】

弱来无力按之柔，柔细而沉不见浮；阳陷入阴精血弱，白头犹可少年愁。

弱脉的搏动是极其柔细无力的，须用力重按到沉部才能摸着它，在浮部是摸不到的。脉搏之所以这样柔弱，主要是由于阳气衰微，不能振奋（即"陷"之意），精血虚弱的结果。这种气血两虚的脉象，见之于老年人（即"白头"之意），犹可理解；若见之于青少年，便当引起重视，需要查出原因。

【相类诗】

参见濡脉。

【主病诗】

弱脉阴虚阳气衰，恶寒发热骨筋痿（这里应读作"微"）；多惊多汗精神减，益气调营急早医。

弱脉的出现，总是由于阴精虚损、阳气衰微的缘故。正由于营气、卫气都不足，所以也最容易感受外邪的侵袭而见恶寒、发热症。虽见恶寒、发热，但脉也不浮而弱，则此人的阳气衰弱可以想见了。阳气、阴精久久不得恢复，更会变生多种疾病。例如：精气不足，不能滋养骨髓，便病"骨痿"，即足痿软不能起立行动；不能滋养筋膜，便病"筋痿"，可见筋急挛缩；营血不足，不能养心安神，便病"惊悸"；卫气不足，不能充肤固表，便病"自汗"；脾胃虚损，中气不振，便病"精神困乏"。凡此种种，都有出现"弱脉"的可能，都只能用补益阳气、调养营血的方法进行治疗。

【分部诗】

寸弱阳虚病可知，关为胃弱与脾衰；欲求阳陷阴虚病，须把神门两部推。

凡患心肺阳气虚弱的，寸部多见弱脉。脾胃虚弱的，关部多见弱脉。下焦阳气陷而不振，阴精亏乏至极的，两手尺部多见弱脉。

【按语】

脉在沉部出现，极细而软弱无力，这便是弱脉。弱脉主要反映阴精阳气虚损的病变，尤其是阳气衰微时，更容易见到。

二十一、散

散脉，大而散，有表无里（"表"指浮部，"里"指沉部，"有表"指轻取觉脉体虚大，"无里"指重按脉体涣散甚至摸不着），（《脉经》）涣散不收（"不收"指脉气不敛），（崔氏）无统纪无拘束（"无统纪无拘束"，即不规则、不整齐的意思），至数不齐，或来多去少，或去多来少，涣散不收，如杨花散漫之象。（柳氏）

所谓散脉，就是涣散不收的脉象，轻取觉得虚大，稍重按便有些涣散不清楚，再加重按就摸不着了。总之，散脉不外两大特点：一是脉的搏动极不整齐，不是来多（这里作"快"解）去少（这里作"慢"解），就是去多来少，也就是脉搏的一来一去不十分清楚；二是脉体浮而虚大，好似杨花的飘散无根，渐轻渐有、渐重渐无，散漫到了极点。

【体状诗】

散似杨花散漫飞，去来无定至难齐；产为生兆胎为堕，久病逢之急速医。

散脉有两大特点：一是像杨花的散漫飞舞轻飘无根，一是来去搏动至数不齐，毫无规则之可言。其所以如此，总是由于元气虚损的缘故。孕妇而见散脉，出现在临产时，这是快要分娩的征象；如果还不到产期见散脉，便有堕胎的可能。久病而见散脉，说明脾肾阳气损伤严重，必须急予救治。

【相类诗】

散脉无拘散漫然，濡来浮细水中绵；浮而迟大为虚脉，芤脉中空有两边。

如何分辨散、濡、虚、芤四种脉象呢？散脉的搏动极无规则，脉体浮而虚大，轻飘无根；濡脉却是浮而细软，好比水里飘浮的绵絮一样；虚脉只是浮而虚大，按之无力；芤脉则浮而中空。四种脉都在"浮"部出现，却各有其不同的脉体特点，这四种脉都属虚脉范畴，但其主病有程度轻重的不同。

【主病诗】

左寸怔忡右寸汗，溢饮左关应软散（"溢饮"是水饮病的一种，其症状为：暴渴多饮，无汗，水饮流于四肢，身体疼重等）；右关软散胻胕肿（"胻胕"音"杭肤"，"胻"指足胫，"胕"指足背），散居两尺元气乱（"元气乱"原作"魂应断"，据文意改）。

心阳不足的怔忡症，左寸部可见散脉；卫气不固的自汗症，右寸部可见散脉。阳不化阴的溢饮病，左关部可见散脉；脾阳不足，水湿下注而足胫、足背肿胀的，右关部可见散脉；如久病而两尺部均见散脉，这是元气溃散（即"乱"之意）的征象，应该予以特别注意。

【按语】

浮散无根，至数不齐，这是识别散脉的要点。散脉主要为元气大虚的脉象，宜温补元气。若概以散脉为死脉，这是错误的。

二十二、细

细脉，小大于微而常有（"大"字原无，据《脉经》补），细直而软，若丝线之应指。(《脉经》)

细脉的体象比微脉稍大一点，在指下感觉到像一根丝线，而且是软弱无力的。细脉不同于微脉的地方是：尽管脉体细小，却始终都可明显地摸着它，不像微脉那样模糊不清。

【体状诗】

细来累累细如丝（"累累"音"雷雷"，是对"疲乏"的修饰），应指沉沉无绝期；春夏少年俱不利，秋冬老弱却相宜。

细脉不仅是像丝线那样细，而且软弱无力，显得十分困乏的样子。虽然极其细软，但它在深沉部位却是不断地搏动着，指下始终可以很明显地摸到它，绝没有中断的时候。春夏季节阳气盛的时候，人体也相应的血行畅旺，如果少年人在这时反而脉来细弱，应该提防身体是否有不合适的地方；秋冬季节是阳气衰减的时候，人体也相应的血行和缓，如果老年人在这时脉来细弱，这便无妨，因为老年人的气血本来就比较衰弱，又是和自然界的气候变化相适应的。气候变化和人体的适应性，是有一定的关系的，但一般说来影响甚小，不宜过分地夸大了这种作用。

【相类诗】

参见微脉、濡脉。

【主病诗】

细脉萦萦血气衰（"萦萦"音"迎迎"，是"细长不断"的意思），**诸虚劳损七情乖**（"乖"是"不顺""不和谐"的意思）；**若非湿气侵腰肾，即是伤精汗泄来。**

细脉之所以脉来萦细如丝，主要是由于气血虚衰的缘故。大凡各种因七情不和而致的虚损劳伤诸病，最容易见到细脉。此外，如阳气虚弱水湿侵袭而得的腰痛病，或精气内伤阳不固外而得的自汗症等，也可以出现细脉。

【分部诗】

寸细应知呕吐频，入关腹胀胃虚形；尺逢定是丹田冷，泄痢遗精号脱阴。

大凡呕吐频繁而气虚至极的，寸部多现细脉；脾胃虚弱腹胀形瘦的，关部多现细脉；元阳大衰丹田（脐下三寸处）寒冷，泄痢遗精、阴精脱失的，尺部多现细脉。失血过多精液枯竭的，叫作"脱阴"。

【按语】

脉来沉细如丝、软弱无力的，便叫细脉，又叫作小脉，主要为气血两虚所致。

二十三、伏

伏脉，重按着骨，指下裁动（"裁"通"才"字），（《脉经》）脉行筋下。（《刊误》）

诊察伏脉，必须用力重按至骨，指下才能感觉到脉搏的搏动，它真好像是在筋膜下搏动似的。

【体状诗】

伏脉推筋著骨寻，指间裁动隐然深；伤寒欲汗阳将解，厥逆脐疼证属阴。

伏脉比沉脉还深在，因此诊察伏脉必须指头用力，直按到最深部的骨骼上，然后推动筋肉，才能感觉到脉搏在深处隐隐约约地跳动。伏脉一般是由于寒邪凝滞经络脏腑所致，尽管是伤寒表证，如果寒凝经络阳气不能发越时，脉象也可见伏，待阳气回苏，突破寒凝，就能汗出而解，所以伤寒表证而见伏脉，是将作汗而解的指标。至于脐腹冷痛、四肢厥逆而见脉伏的，这就属于阴寒内郁之证了。

【相类诗】

参见沉脉。

【主病诗】

伏为霍乱吐频频，腹痛多缘宿食停；蓄饮老痰成积聚（"蓄饮"即"积饮"，是"水饮积聚不散"的意思；"老痰"即指陈旧的痰），散寒温里要遵循（"要遵循"原作"莫因循"，据文意改）。

凡邪气郁结于里，以致经脉阻滞、气血壅塞，脉必见伏。因此，霍乱而见频频呕吐，因宿食而阵阵腹痛，以及水饮停蓄、老痰积聚等症，无不出现伏脉。这时只宜用温里散寒的方法，以畅通血气，解郁破积，化痰逐饮。凡急遽发作的呕吐、腹泻，过去概称霍乱，不完全是指现在的传染病而言，主要病变为伤于饮食，阳热外逼，阴寒内伏而成。

【分部诗】

食郁胸中双寸伏，欲吐不吐常兀兀（"兀兀"音"误误"，这里作不安、难受解）；当关腹痛困沉沉，关后疝疼还破腹（"破腹"这里是形容疼痛剧烈）。

饮食停留，胸中气郁不舒，以致想吐又吐不出，心里十分难受时，两手寸部常见伏脉。中焦寒湿凝聚，以致腹痛、身困时，两手关部常见伏脉。下焦寒凝气滞，而致剧烈的疝痛时，两手尺部（即"关后"之意）常见伏脉。

【按语】

伏脉是一种极沉的脉象，主要为寒热邪气凝聚，经络壅滞，气血阻塞而成。但毕竟还是热证少而寒证多，尤其常见于剧痛的时候。

二十四、动

动乃数脉，见于关上下，无头尾，如豆大，厥厥动摇（"厥厥"是对脉来短而坚紧的一种描述）。

动脉可以说是数脉的一种，也就是数而兼紧、兼滑、兼短的脉象。之所以叫作"动"，是因为其搏动时鼓击有力，无头无尾的像豆粒般大点儿，陇然高起而摇动不休。动脉绝不是仅见于关部，寸部、尺部也可以出现，所以文中说"见于关上下"。

【体状诗】

动脉摇摇数在关，无头无尾豆形团；其原本是阴阳搏，虚者摇兮胜者安。

动脉特点主要是其脉体坚紧有力，呈豆圆形、无头无尾的突出一点跃然指下。旧说动脉只限于在关部出现，其实寸、关、尺三部都可以见到。出现动脉，多因阴阳两气互相搏击所致，阴阳两气搏击，胜的一方脉气安静，虚的一方便表现出坚紧有力、如豆大摇动的动脉来了。这就是脉书所谓"阳虚则阳动，阴虚则阴动"的道理。

【主病诗】

动脉专司痛与惊，汗因阳动热因阴；或为泄痢拘挛病，男子亡精女子崩。

什么病症可见到动脉呢？大凡寒胜于阳的疼痛，气乱窜扰的惊悸，阳不胜阴的自汗，阴不胜阳的发热，脾胃不和、寒热杂处的腹泻，脏腑传化失职、气血相干的痢疾，阴寒邪盛、经气受伤的经脉拘挛，阴虚阳盛的男子亡精（即"失精症"）、女子血崩等，都可以见到动脉。总括起来，这些疾病之所以出现动脉，不外乎阴和阳两个方面互相搏击而出现偏盛偏衰的结果。

【按语】

动脉是数而兼紧、兼滑、兼短的脉象。阴阳气相互搏击，阳胜阴虚，阴气便搏击而坚紧，出现动脉；阴胜阳虚，阳气也搏击而坚紧，出现动脉。搏击在某一部，动脉便出现在某一部，旧说动脉只能出现在关部，这是错误的，与临床现实不符。

二十五、促

促脉，来去数，时一止复来，(《脉经》) 如蹶之趣
（"蹶"音"觉"，是跌倒的意思；"趣"音"醋"，意同"促"，是
急走的意思），徐疾不常。(黎氏)

促脉的搏动，一去一来都较快，颇与数脉类似，但它
不同于数脉的就是随时都有间歇，而间歇次数的多少又极
不规律，就好像急遽行走的人，偶有一跌倒似的。

【体状诗】

促脉数而时一止，此为阳极欲亡阴；三焦郁火炎炎盛
（"三焦"是六腑之一，人身元气和水液，都是通过三焦腑来运行
的），进必无生退可生。

促脉的特征就是脉来数而时或歇止，是由于三焦郁火
内炽，以致阳热炎盛而阴液消亡，血气运行受到严重阻遏
的结果。如歇止的次数逐渐增加（即"进"之意），说明
病势还在向不良的方面发展；如歇止的次数逐渐减少（即

"退"之意），便说明病情有好转的趋势。

【相类诗】

参见代脉。

【主病诗】

促脉惟将火病医，其因有五细推之；时时喘咳皆痰积，或发狂斑与毒疽。

促脉的出现，主要为三焦火热内盛而有郁积的结果。临床所见，凡气、血、痰、饮、食等，都可见到有郁积的时候，所以医书中常有五积停中的说法；不过，究竟属于哪种郁积，必须根据症状做出具体的分析。如见时时咳嗽，甚至喘逆、痰涎壅盛而脉促的，这便是属于痰积，其他可以类推。至于火热内盛，也应根据不同的情况加以分辨。如邪火在脏，神志失常而脉促，则多见发狂；如热毒入营，营气逆滞而脉促，则常见发斑；如热在肌肉，血气郁腐而脉促，便多发毒疽。这都说明一个问题，无论为热、为郁都必须有留滞不通的病变，脉来才可见"促"。

【按语】

脉数而偶见歇止的，便叫促脉。总因邪热内盛，有所留滞不通的病变所致。脉来歇止少为病轻，脉来歇止多则病重，尤其是病后见促脉的最要注意。

二十六、结

结脉，往来缓，时一止复来。(《脉经》)

脉来迟缓，时或有一次歇止，歇止后又再搏动，这叫作结脉。

【体状诗】

结脉缓而时一止，独阴偏盛欲亡阳；浮为气滞沉为积，汗下分明在主张。

结脉的特征是搏动迟缓，时而有一次歇止。结脉是阴寒偏盛，邪结于里，阳热不足，正气衰减的脉象。若脉浮而有力，时或见结脉，是寒邪滞于经脉，宜辛温发汗以祛散表寒；若脉沉而有力，时或见结脉，则为阴寒固结气机受阻，便当用辛通导滞的方法以下积开郁，结脉自然就消失了。

【相类诗】

参见代脉。

【主病诗】

结脉皆因气血凝，老痰结滞苦沉吟（"沉吟"即"呻吟"的意思，是对病人发出低沉痛苦之声的描述）；内生积聚外痈肿，疝瘕为殃病属阴。

结脉的出现，往往都因气血凝滞所致。例如，老痰结滞，各种积聚、痈肿、疝瘕等，都可使血气流行的气机受到阻滞而出现结脉。不过，结脉与促脉相比较，促脉属于热证的居多，结脉为寒证多见，属于阴证的范围。

【按语】

脉来迟缓，时或歇止，叫作结脉。结脉多由阴邪固结、气血阻滞而来。但临床上常可见到因血气渐衰、精力不继的久病或虚劳病，出现脉来断而复续、续而复断的结脉，这是阴阳虚损一类的病变，应加注意。否则，只知结脉是气血凝滞所致，在临证时就会犯诊断片面的错误。

二十七、代

代脉，动而中止，不能自还，因而复动。（仲景）脉至还入尺，良久方来。（吴氏）

所谓代脉，就是脉搏动到一定的至数，必然要歇止一次，再行搏动。但是，代脉的歇止有两个特点：一是前后歇止的距离是均匀而有定数的，非常规则；二是歇止的时间比较长，即所谓"良久方来"。血脉流到寸口，总是首先经过尺泽，再经过关部，再到寸部，也就是由内向外的，当脉搏歇止的时候，血脉好像是回流入尺泽里似的，所以三部都没有脉搏的跳动了，这就是"脉至还入尺"的意思。凡脉歇止一次后，再来时能极快地连续搏动两次，这叫作"脉能自还"，说明脉搏颇有自行补偿的能力，如果歇止一次之后，再来时仅仅是照常的搏动，只是减少了一次，没有自行补偿的能力，就叫作"不能自还"了。

【体状诗】

动而中止不能还，复动因而作代看；病者得之犹可治，平人却与寿相关。

凡脉搏动到一定的至数，便歇止一次，歇止后，仍是照旧的搏动，这就叫作代脉，是由于气血亏损、元阳不足所致。久病而见代脉，只要分辨出其虚损所在，进行针对性的治疗，仍属无妨。如果正常人而忽见代脉，必须做仔细地检查，以免发生意外。

【相类诗】

数而时止名为促，缓止须将结脉呼；止不能回方是代，结生代死自殊涂（"生"是"轻"之意；"死"是"重"之意；"殊涂"即"殊途"，这里作"不相同"解）。

促脉、结脉、代脉，都是有间歇的脉象，究应如何分辨呢？脉来数而歇止，是促脉；脉来缓而歇止，是结脉。这两种脉虽有"数"与"缓"的不同，但它们的歇止次数都是多少不匀、极不规则的。代脉则是"不能自还"式的歇止，也就是歇止的次数既有规则，歇止的时间又较长，再来时只能照旧搏动，并不见频速而连续搏动两次的情况。一般说来，促、结脉的病变较轻，代脉的病变较重。因此，它们之间是有很大程度的不同的。

【主病诗】

代脉原因脏气衰（"原"原作"元"，字误故改），腹疼洩痢下元亏。或为吐泻中宫病，女子怀胎三月兮（"女子怀胎三月兮"句后，原有"五十不止身无病，数内有止皆知定；四十一止一脏绝，四年之后多亡命；三十一止即三年，二十一止二年应；十动一止一年殂，更观气色兼形症。两动一止三四日，三四动止应六七；五六一止七八朝，次第推之自无失"等十二句，系缺乏临床根据的预测生死法，因删）。

出现代脉的主要原因，总是由于脏气衰弱、元阳不足所致。所以凡因下元亏损而病腹痛、泄痢，中阳不足所致的脾胃虚弱之呕吐、泄泻等，都有见到代脉的可能。至于妇女怀孕三月以后，也偶有见代脉的，仍为元气不足的征兆。

【按语】

脉搏很均匀地歇止，歇止时间又较长的，便是代脉。它主要反映脏气亏损、元阳不足的病症。